Ginnastica per

principianti

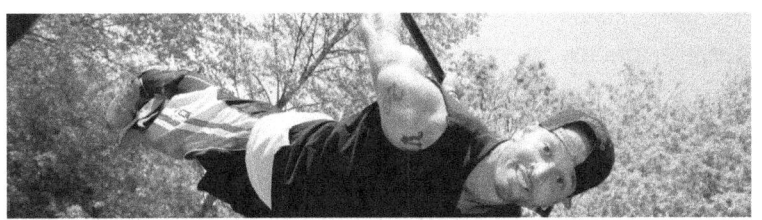

Guida per principianti alla

formazione di peso corporeo

Questo documento è orientata a fornire informazioni esatte e affidabili per quanto riguarda l'argomento ed emettere coperto. La pubblicazione è venduta con l'idea che l'editore non è tenuto a render contabilità, ufficialmente ammessa, o in altro modo, i servizi qualificati. Se consiglio è necessaria, legale o professionale, un individuo praticato nella professione deve essere ordinato.

- Da una Dichiarazione di Principi che è stata accettata e approvata ugualmente da un comitato della American Bar Association e da un Comitato di editori e associazioni.

In nessun modo è legale riprodurre, duplicare, o trasmettere qualsiasi parte del presente documento sia in mezzi elettronici o in formato cartaceo. La registrazione di questa pubblicazione è vietato, e qualsiasi deposito di questo documento non è consentito se non con il permesso scritto dell'editore. Tutti i diritti riservati.

Le informazioni fornite nel presente documento si afferma di essere veritiera e coerente, in quanto ogni responsabilità, in termini di disattenzione o in altro modo, per qualsiasi uso o abuso di qualsiasi politica, processi o istruzioni contenute all'interno è responsabilità solitaria e totale del lettore ricevente. In nessun caso alcuna responsabilità legale o di colpa si terranno contro l'editore per qualsiasi riparazione, danni o perdita monetaria a causa di informazioni qui, direttamente o indirettamente.

autori relativi proprietari tutti i diritti non detenute dalla casa editrice.

Le informazioni qui è a scopo informativo esclusivamente, ed è universale come così. La presentazione delle informazioni è senza contratto o qualsiasi tipo di garanzia garanzia.

I marchi che vengono utilizzati sono senza alcun consenso, e la pubblicazione del marchio è senza permesso o il sostegno da parte del proprietario del marchio. Tutti i marchi e marchi in questo libro hanno unicamente scopo di chiarire e sono la proprietà dei proprietari stessi, non affiliati a questo documento.

Aspetta! Prima di continuare

.... Vorresti

piace avere accesso ai libri

Kindle GRATIS?

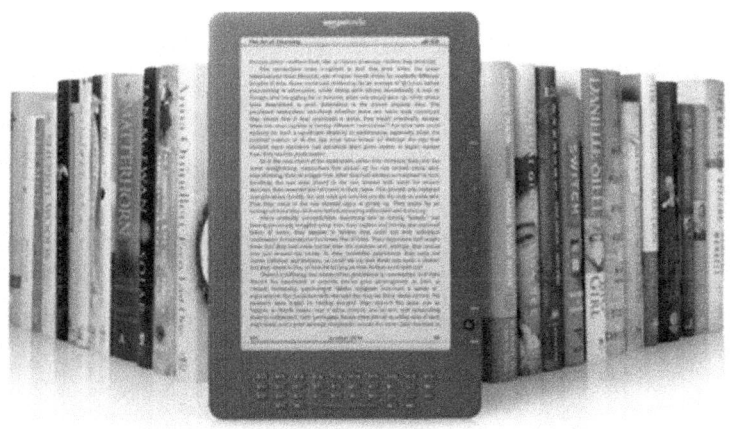

Om du svarat ja då...
CLICCA QUI
C'è un **bonus gratuito** alla fine
del libro!
Vai alla fine del libro per
ottenere lo sconto del 10% e di
darmi la vostra immagine.

Sommario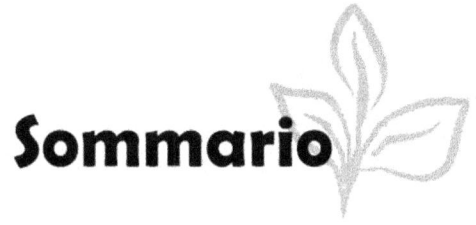

esercizi di base

Parte inferiore del corpo Calisthenics

PIENO Calisthenics CORPO

CAPITOLO 5: INTEGRAZIONE PER GENERALE SALUTE E FITNESS

introduzione

Voglio ringraziare voi e congratularmi con lei per il download del libro, *"ginnastica ritmica per principianti"*.

Stick per le istruzioni contenute in questo libro e ottenere il corpo ben tonica, società che hanno sempre desiderato. Gli allenamenti estremamente utili in questa guida vi aiuterà a raggiungere i vostri obiettivi di fitness.

Grazie ancora per il download di questo libro. Spero che vi piaccia!

Capitolo 1

Qual è la formazione

calisthenic?

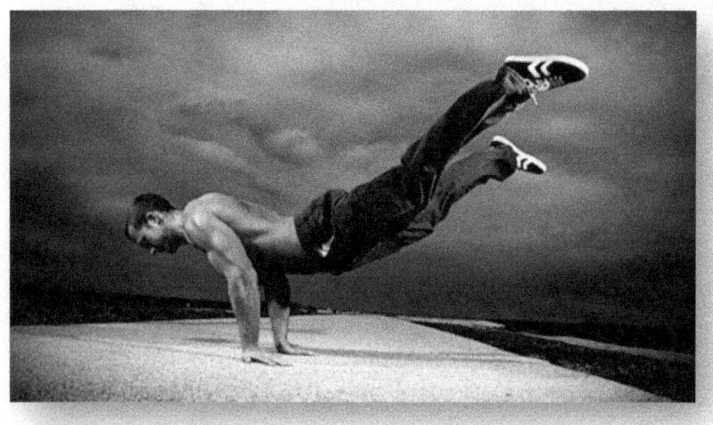

Una serie di esercizi leggeri di peso corporeo eseguita

per ottenere competenze generali di fitness e

psicomotorie. Al giorno d'oggi, ginnastica sono generalmente eseguite come un allenamento strada per costruire i muscoli ben definiti e forti attraverso diversi esercizi di peso corporeo.

Attraverso esercizi calisthenics, è possibile migliorare la vostra agilità, la coordinazione, la capacità aerobica e l'equilibrio più di un atleta olimpico. In ginnastica ritmica, si può spingere, tirare, piegare o oscillare il corpo in diverse direzioni utilizzando il peso del corpo per la resistenza a fare questi movimenti più intenso ed efficace.

Requisiti di base per

Calisthenics

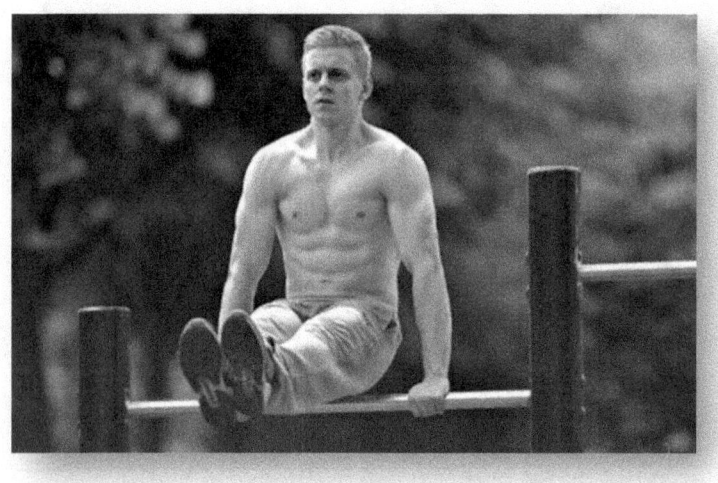

Ginnastica ritmica non è così facile come sembra; comprende una serie di esercizi di peso corporeo, che non possono essere eseguite senza una adeguata forza muscolare, stabilità di base e forza.

Qui ci sono alcune esigenze di base per la ginnastica;

• Una corretta warm-up per una migliore attivazione congiunta

• Più che adeguata flessibilità del corpo e la forza

• agilità, equilibrio e coordinazione

• stabilità di base e la forza

Nello sport e giochi, la forza e la flessibilità del corpo svolgono un ruolo chiave nel migliorare le tue mosse e il livello di fitness. Se si dispone di ingombranti, forti muscoli del corpo senza il nucleo forte e stabile, quindi non è possibile eseguire diverse mosse ritmici che un praticante intermedio di ginnastica ritmica in grado di eseguire con facilità. Calisthenics richiede grande forza corpo con il nucleo stabile e forte.

Capitolo 2

Importanza della Warmup

e flessibilità in

Calisthenics

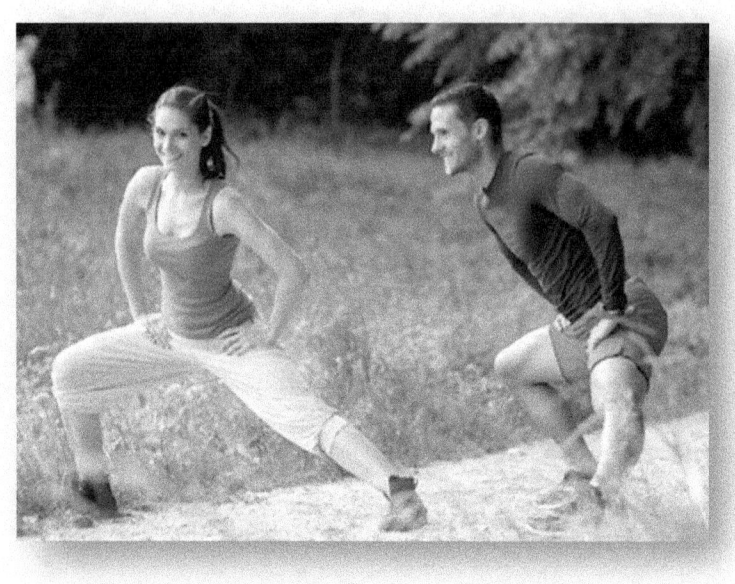

Importanza del Warm-up

Warm-up, non solo prepara i nostri muscoli del corpo
e la mente per le diverse attività fisiche, ma migliora
anche la gamma di movimento dei muscoli coinvolti.

Una corretta warm-up riduce al minimo le lesioni sportive, migliora il flusso sanguigno, aumenta la temperatura del corpo, promuove sistema di generazione di energia all'interno del nostro corpo e migliora le prestazioni fisiche. È clinicamente dimostrato che un adeguato warm-up migliora la produzione di ormoni che stimolano necessarie nostro corpo per produrre energia sufficiente.

8 a 10 minuti di warm-up è un adeguato warm-up che prepara il corpo per esercizi intensi e posture difficili con facilità attivando le nostre articolazioni e muscoli coinvolti.

Fare un adeguato warm-up e aggiungere alcuni esercizi di stretching per renderlo più efficace, perché il riscaldamento il tuo corpo significa per espandere i vasi sanguigni che riducono lo stress sul cuore,

riducendo la resistenza.

Importanza della

flessibilità del corpo

esercizi di flessibilità non solo mantenere le nostre

articolazioni attivo, ma anche migliorare la gamma di

movimento dei nostri muscoli del corpo coinvolte in

questi esercizi. esercizi di flessibilità ci permettono di

eseguire diverse mosse difficili con facilità e comodità

per migliorare le prestazioni del nostro corpo. Per

ginnastica ritmica veramente perfetto, la flessibilità

gioca un ruolo fondamentale. In via della perfezione e

la progressione, la flessibilità è il percorso e il punto

di forza è la capacità di camminare su per

raggiungere la destinazione (si muove calisthenic

perfetti). esercizi dinamici e statici di stretching dopo

il vostro warm-up e gli allenamenti si tengono

flessibile e forte pure

capitolo 3

Vantaggi di Calisthenics

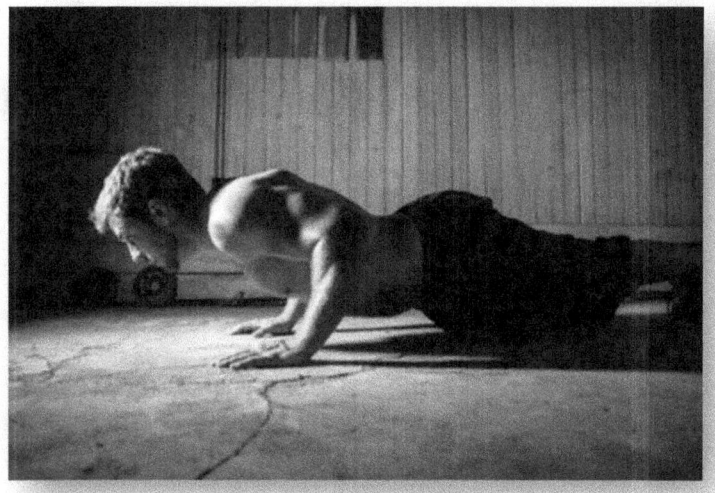

Tutti i tipi di formazione peso corporeo mantenere i

nostri muscoli e le articolazioni attiva e potente. Non

vi è dubbio che la formazione di peso corporeo è stata

una parte essenziale del bodybuilding e altri sport. Al giorno d'oggi, gli allenamenti calisthenic sono in corso, come per la maggior parte degli amanti del fitness o cosciente. Ecco alcuni vantaggi della formazione di peso corporeo;

- ♥ Essendo una attività fisiologica, la formazione di peso corporeo migliora la nostra salute cardiovascolare, rafforza le ossa, promuovere la salute dei muscoli e aumentare il metabolismo del corpo e

- ♥ Dal esercizi di peso corporeo o ginnastica bersaglio più muscoli del corpo, quindi, questi esercizi bruciare calorie in eccesso e aiutano il nostro corpo a perdere peso non necessario

- ♥ Tutti gli esercizi di peso del corpo forma il nostro corpo e aiutano a sviluppare belle e forti i muscoli per la vita

- ♥ Uno dei vantaggi più salienti è che ginnastica non hanno bisogno di alcuna attrezzatura come in allenamento con i pesi
- ♥ Ci sono diversi ginnastica che si possono praticare a casa o dovunque si trovano un po 'di tempo libero
- ♥ Essendo un esercizio naturale, ginnastica migliorano ossea e massa muscolare in modo drammatico
- ♥ Un praticante moderata di ginnastica ritmica hanno nucleo più forte e stabile di un professionista allenamento con i pesi
- ♥ Attraverso ginnastica ritmica appropriati, è possibile costruire una grande forza e resistenza, senza perdere la flessibilità. Diversi esercizi calisthenic consistono in esercizi

dinamici e statici di stretching che migliorano

la gamma di movimento dei muscoli coinvolti

♥ Ho scoperto una strana verità sulla ginnastica e

che è "ginnastica sviluppare la creatività in voi

durante l'esecuzione di diversi esercizi

calisthenic

capitolo 4

Esercizi ginnastica ritmica

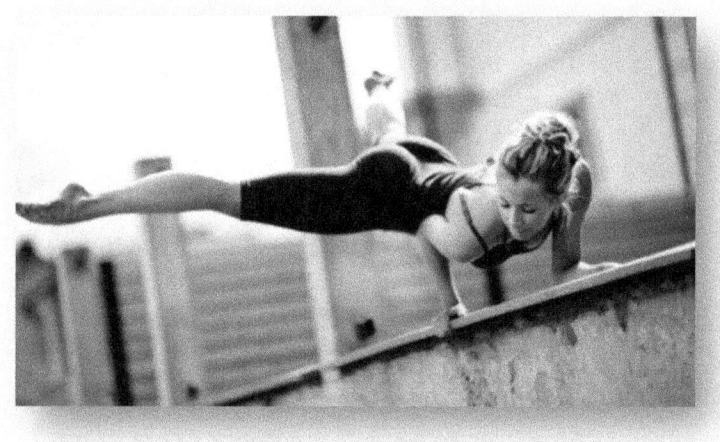

In questo capitolo vengono menzionati seguenti esercizi:

1. Flessioni largo consegnato *

2. flessioni Standard *

3. flessioni Incline *

4. triangolo o di diamante flessioni *

5. Pull-up standard *

6. petto alto pull-up *

7. Clap pull-up *

8. macchine da scrivere pull-up *

9. "L" sit pull-up *

10. Chin-up *

11. Burpees *

12. Affondi *

13. affondi Walking *

14. scricchiolii *

15. Crisscross scricchiolii *

16. Side punta toccante *

17. lato a lato *

18. Sit-up *

19. standard Plank tenere *

20. laterale della plancia attesa *

21. Indietro gamba sollevare plancia attesa *

22. Jumping jack o falcata salti *

23. Inverted "L" toe hold tocca *

24. Squat *

25. squat esplosive *

26. Una gamba tozza o proiettile tozzo *

27. Incline gamba attesa *

28. Crocodile rilancio *

29. "L" attesa *

30. "V" hold *

31. "L" sit rilancio *

32. lunghezza del lato rilancio completa *

33. rotazione del ginocchio in alto bar *

34. tergicristalli del parabrezza

35. Bar immerge *

36. Calf raise *

37. swing bar alto *

38. parete verticale *

39. flessioni handstand modificati *

40. flessioni handstand parete *

41. up muscolari sulla barra *

42. Ponte attesa *

43. flessioni Ponte *

44. "L" bar hold immerge *

45. Salto rane *

46. Banco di coccodrillo rilancio *

47. Side gamba sollevare *

48. Gamba anteriore rilancio *

49. Indietro gamba sollevare *

50. Drago bandiera *

Esercizi parte

superiore del corpo

---

push up standard

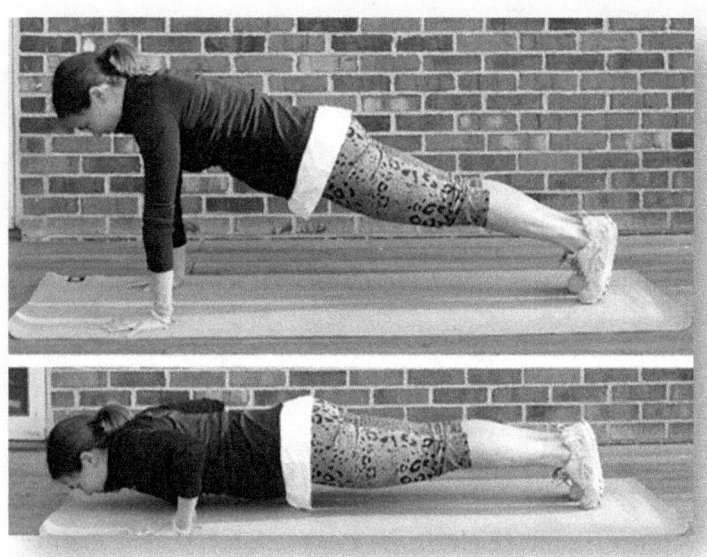

Flessioni è un efficace allenamento con i pesi del corpo che è possibile eseguire in una varietà di modi per indirizzare diversi muscoli del corpo. flessioni di serie si rivolge principalmente il petto e muscoli del braccio e obiettivi secondariamente muscoli del core.

istruzioni:

* Inizia tenendo posizione della plancia di serie, sostenendo il peso di tutto il corpo sulle dita dei piedi e le braccia (diritto)

* Abbassare la parte superiore del corpo per toccare il terreno e poi tornare alla posizione di partenza

* Ripetere questa esercita da 10 a 15 volte per completare un set

Ampi Push Ups Handed

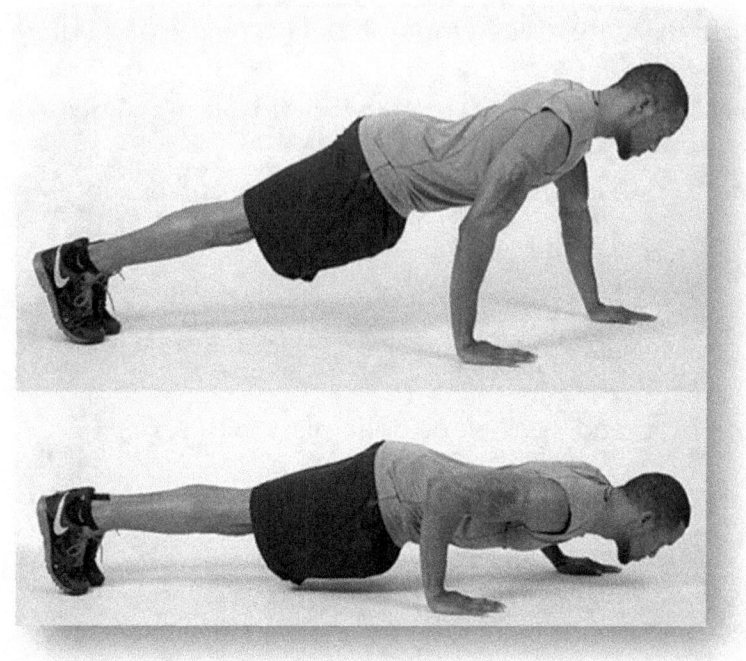

Le variazioni di flessioni obiettivi non solo

diverse muscolare superiore del corpo, ma

rende anche l'allenamento efficace. Ampie

flessioni handed si rivolge principalmente i

muscoli del petto. Ampie flessioni handed

migliorare la vostra stabilità muscolare e la forza.

istruzioni:

* Tenere posizione della plancia di serie con le mani aperte più ampia rispetto la larghezza delle spalle

* Sostenere tutto il corpo con le mani e dei piedi, mantenendo la schiena dritta

* Ora, spostare delicatamente il busto in direzione verso il basso e dopo aver raggiunto vicino al pavimento, tornare alla posizione di partenza raddrizzando le mani

* Ripetere da 10 a 15 ripetizioni se sei un principiante o fare come molte ripetizioni come si può fare con facilità se siete un medico avanzato

Pushups Incline

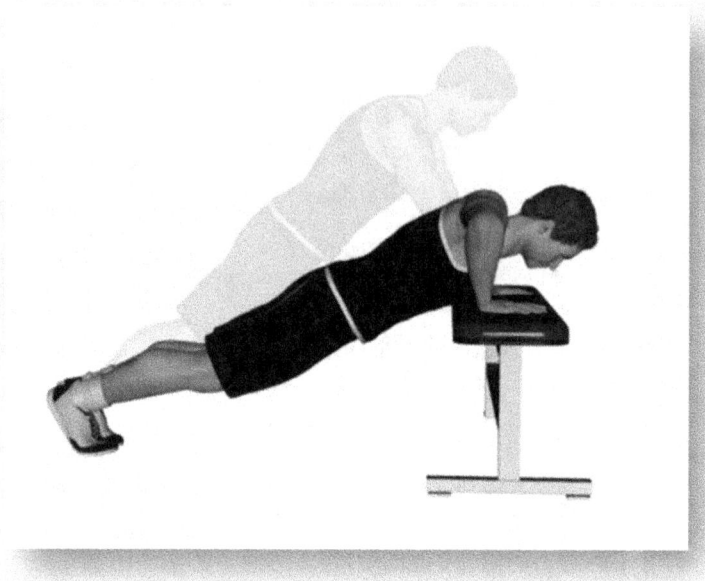

istruzioni:

flessioni Incline fornire maggiore sostegno a eseguire

questo esercizio con facilità e comodità. flessioni

inclinazione sono facili da eseguire quando si

posiziona le mani su un luogo elevato, mentre a

riposo i piedi su una terra inferiore e sono più difficili

quando si posiziona le mani su un piano inferiore,

mentre a riposo i piedi su un terreno più elevato per

fare un piano inclinato.

diamante Pushups

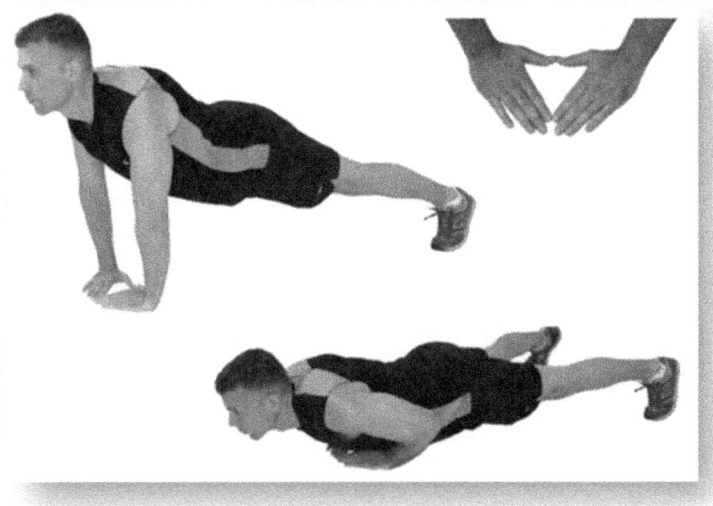

flessioni diamante è esercizio più impegnativo che gli

obiettivi principalmente tricipiti e richiede grande

stabilità muscolare e la resistenza.

istruzioni:

* Inizia tenendo posizione della plancia di serie con le braccia tese e le mani a forma di triangolo o di diamante (join pollici e gli indici di entrambe le mani per fare un diamante)

* Ora, spostare delicatamente la parte superiore del corpo verso il basso mentre piegando i gomiti in sbieco, e poi tornare alla posizione di partenza

* Ripetere da 10 a 15 ripetizioni ogni volta

* Fare almeno 3 set

Standard Pull-up

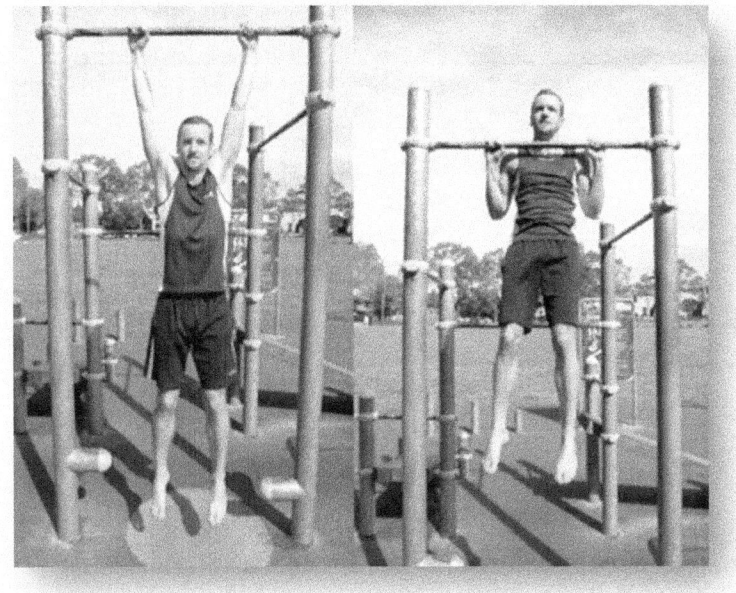

Pull-up è una forma di anticipo di esercizi a corpo

libero o allenamento con i pesi corpo che richiede più

di un'adeguata pratica. Pull-up viene eseguita

utilizzando una barra alta. Pull-up si rivolge

soprattutto braccia, petto, muscoli della spalla e del

dorsi di latissimus.

Istruzioni:

* Afferrare un alto bar (1-2 piedi alti sopra la testa)

con entrambe le mani poco più ampia di spalle

* Palmo della mano deve essere opposto il tuo volto

* Piegare le ginocchia e stinchi di crisscross

* Ora, sollevare il vostro corpo fino a toccare le ossa

della clavicola (osso che collegano la scapola e sterno)

al bar e poi tornare in posizione fissando

* Ripetere ripetizioni come molti come si può, o

secondo il vostro livello di forma fisica

* Ripetere 3 set

Petto alto pull-up

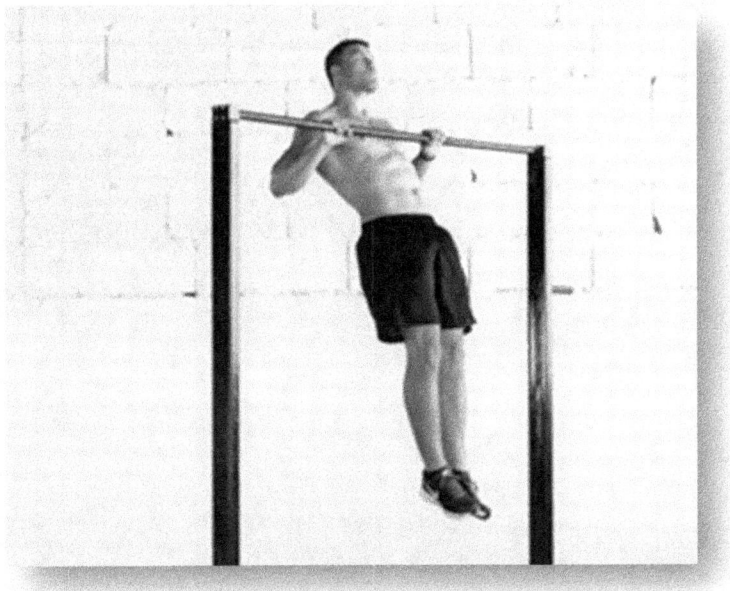

Pull-up alto petto sono più impegnativi di pull-up

standard. Questo esercizio esercitare ulteriori stress

sul tuo petto, braccia e muscoli lat.

Istruzioni:

* Tenere la stessa posizione dei pull-up standard e toccare la fine dei muscoli del petto al bar

* Fare 10-15 ripetizioni o secondo il vostro livello di fitness in ogni set

* 3 set completi

Pull-up Clap

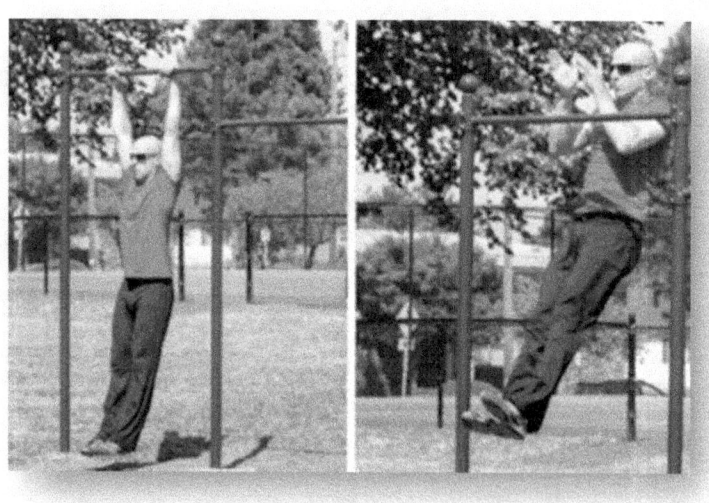

Clap pull-up è l'esercizio più impegnativo rispetto a standard e petto alto pull-up.

Istruzioni:

* Tenere la posizione standard di pull-up

* Tirare il vostro corpo con tutta la tua forza, rapidamente clap con entrambe le mani mentre salendo e afferrare la barra ancora prima di andare giù

* Evitare strappi e oscillare mentre eseguire clap pull-up

* Fare 8 a 12 ripetizioni o ripetizioni come molti come si possono con facilità

* Evitare clap pull-up se si collo ceppo, torna dolore, dolore della spalla e indolenzimento muscolare grave

Macchina da scrivere pull-up o pull-up Archer

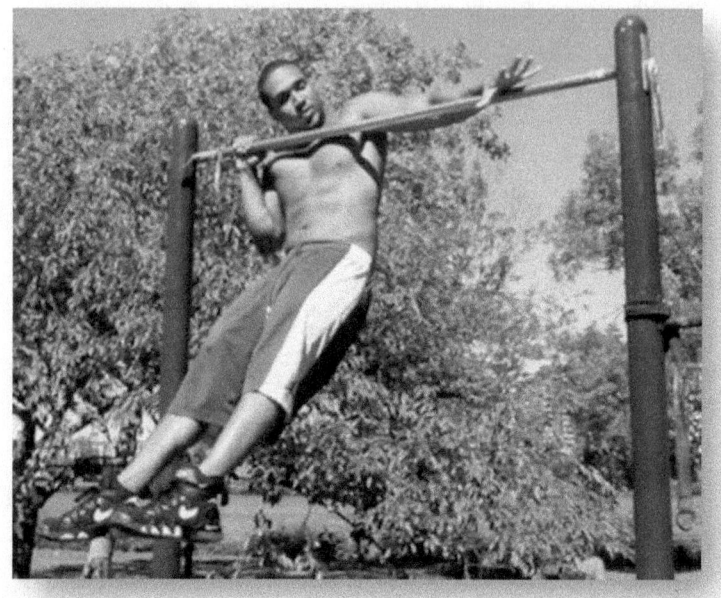

Pull-up della macchina da scrivere è la forma più impegnativa dei pull-up rispetto agli standard pull-up, pull-up alto petto e clap pull-up.

Istruzioni:

* Tenere posizione di pull-up mentre si afferra una barra alta

* Tirare tutto il tuo corpo e toccare leggermente il petto per il bar

* Ora, fermamente tenere la barra con la mano destra e far scorrere il tuo sinistro parallelo alla barra estendendolo sopra la traversa

* Fare la stessa cosa per l'altra mano, tenendo la barra con la mano sinistra e facendo scorrere la mano destra

* Fare ripetizioni massime in ogni set* Set di tre o quattro completi

"L" Sit pull-up

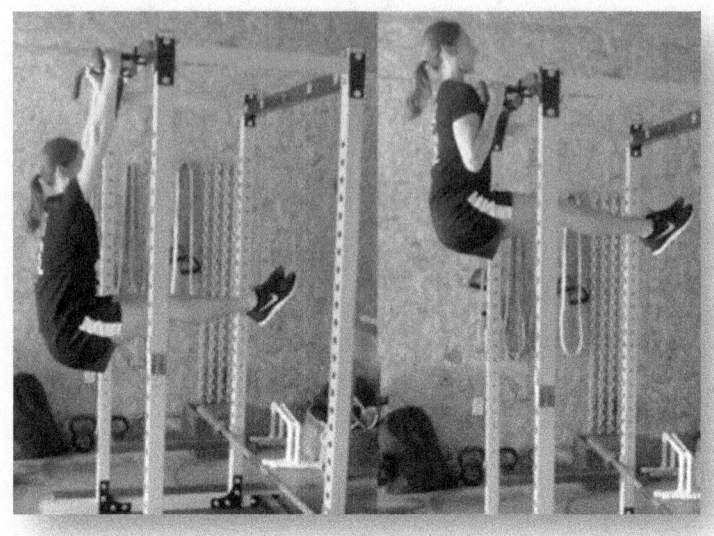

Pull-up sit "L" è una tecnica di anticipo dei pull-up

che viene utilizzata anche nelle trazioni. Questo

incredibile esercizio si rivolge più muscoli superiore

del corpo, compresi i muscoli addominali.

Istruzioni:

* Afferrare una barra alta con entrambe le mani

larghezza delle spalle come in pull-up standard

* Sollevare entrambe le ginocchia al fine di rendere

"L" tenere e fare la stesse trazioni

* Fare ripetizioni come molti come si può con facilità

* Ripetere questo esercizio in tre set separati da

periodi di recupero di 10 a 20 secondi

Muscolare fino

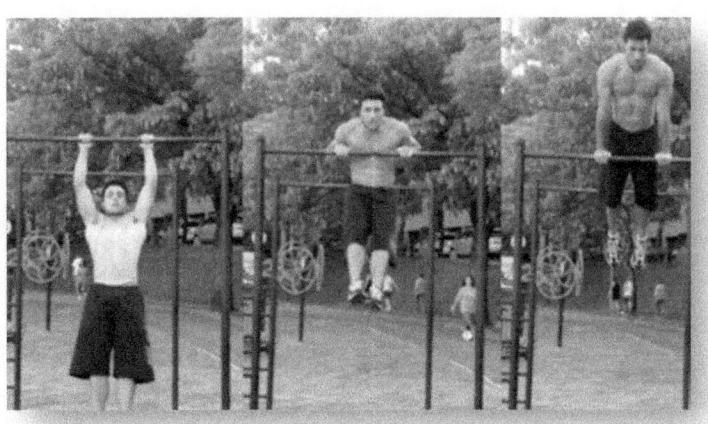

Muscle up è un anticipo dei pull-up.

Istruzioni:

* Afferrare la barra alta con le mani poco più ampia di spalle

* Fare un pull-up standard e alzare tutto il tuo corpo sopra il bar come in DIP raddrizzando entrambe le braccia

* Delicatamente spostare indietro alla posizione di partenza

* Fare ripetizioni come molti come si può

* Se sei un principiante, quindi avviare l'esercizio in piedi sul terreno e saltare entrambi i piedi per raggiungere la posizione di tuffi

Chin-UPS

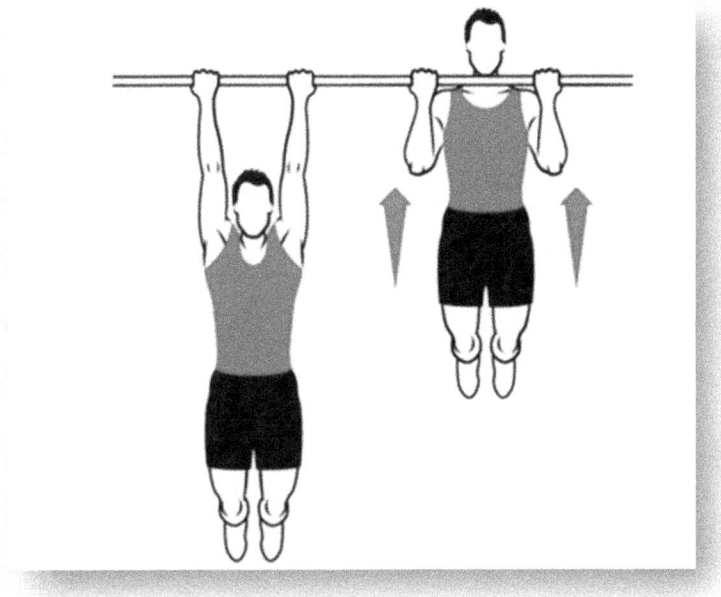

Chin-UPS è un esercizio incredibile che rivolge soprattutto bicipiti e secondariamente gli obiettivi i muscoli del torace.

Istruzioni:

* Afferrare una barra alta con entrambe le mani con le

mani spalla larghezza separata o meno larga la

larghezza delle spalle

Mantenere la il palmo della mano verso il viso

* Tirare il vostro corpo fino a portare il mento più

vicino al bar e poi tornare alla posizione di partenza

* Fare 10 a 12 ripetizioni o secondo il vostro livello di

fitness

Burpees

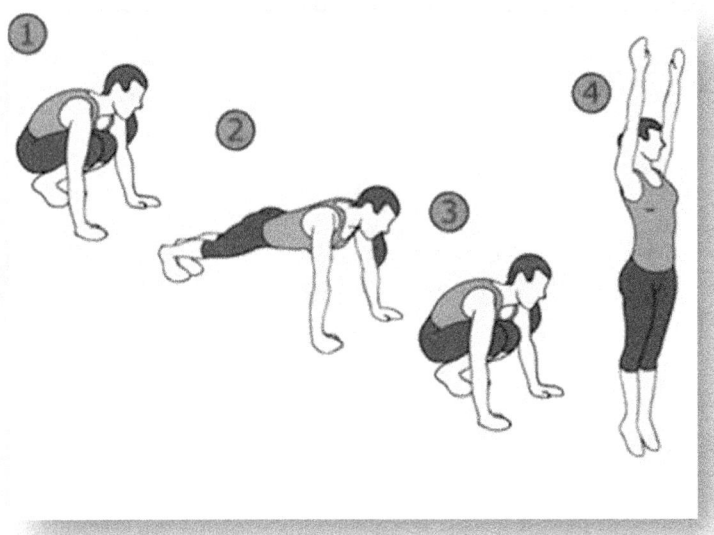

Un esercizio di peso del corpo ed è conosciuta come

sic allenamento con i pesi totali corpo che coinvolge

tutti i nostri muscoli del corpo di bruciare calorie in eccesso, per mantenere la forza e la resistenza.

Istruzioni:

Iniziare a tenere posizione tozza posizionando le mani lungo i fianchi

* Stare in piedi appoggiando le mani a terra davanti a voi

* Saltare entrambi piedi posteriori per tenere posizione pushup e fare un pushup

* Salto che entrambi i piedi all'indietro verso le mani per tenere indietro posizione tozza nuovamente

* Saltare da posizione tozza mentre alzando entrambe le mani sopra la testa

* Fare 10-12 ripetizioni o ripetizioni come molti come si possono fare con facilità

Affondi

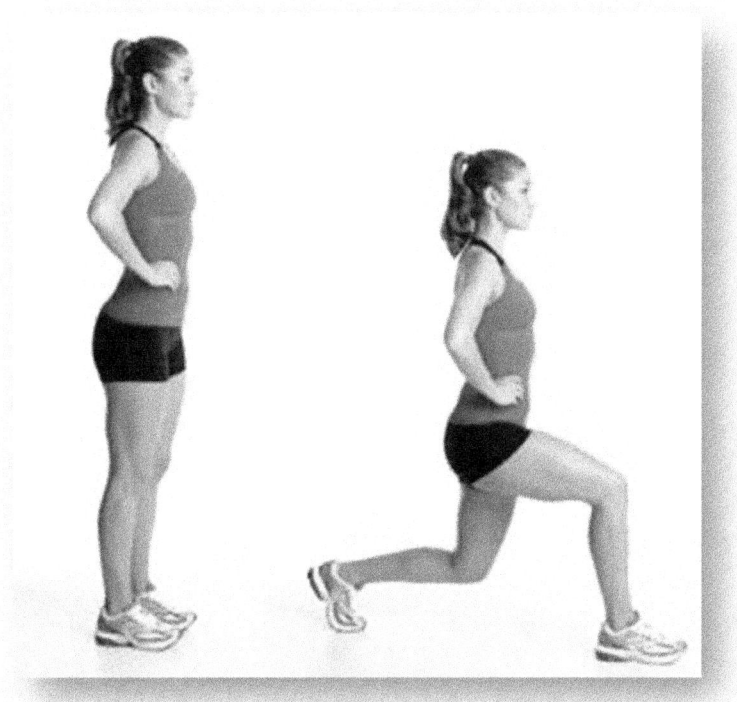

Affondi è un esercizio efficace che rivolge soprattutto

i muscoli del corpo inferiori e secondariamente gli

obiettivi muscoli addominali.

Istruzioni:

* Stand dritto con il un piede apart (da altro)

* Appoggiare le mani sui fianchi (inizio delle ossa del bacino)

* Passo un piede avanti pur facendo angolo di 90 gradi tra la coscia e del polpaccio e tenere la gamba posteriore

Provare a mantenere dritta la gamba posteriore (opzionale o non necessaria), ma non spostare il piede posteriore durante la vostro un piede di inoltro

* Ora spostare nuovamente a partire di posizione e poi passo avanti con l'altro piede

* Fare 15-20 ripetizioni con ogni gamba

Ripetere le tre volte

A piedi affondi

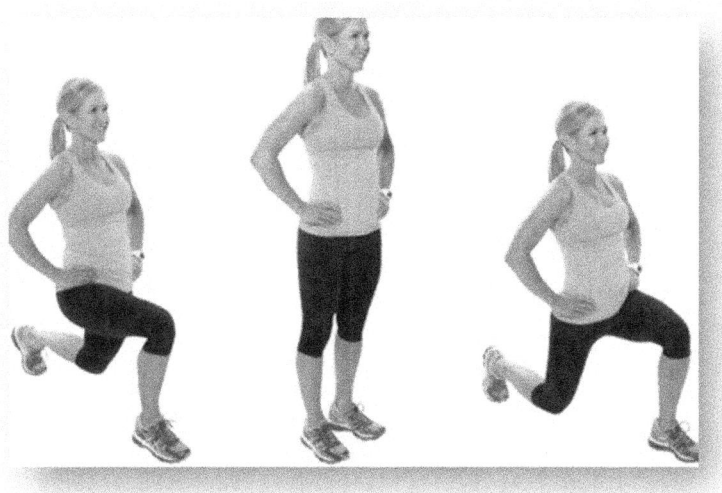

A piedi affondi esercitano ulteriore stress sui muscoli

coinvolti in questo esercizio.

Istruzioni:

* Stand dritto con il tuo piedi alla larghezza delle

spalle

* Passo il piede destro avanti e quindi tenere

posizione iniziale tirando la gamba posteriore in

avanti, invece di andare indietro

* Ripetere facendo un passo sinistra piede avanti e continuate a camminare in questo stile per 10 a 20 passi per entrambe le gambe

---

Esercizi di ginnastica ritmica

Crunches

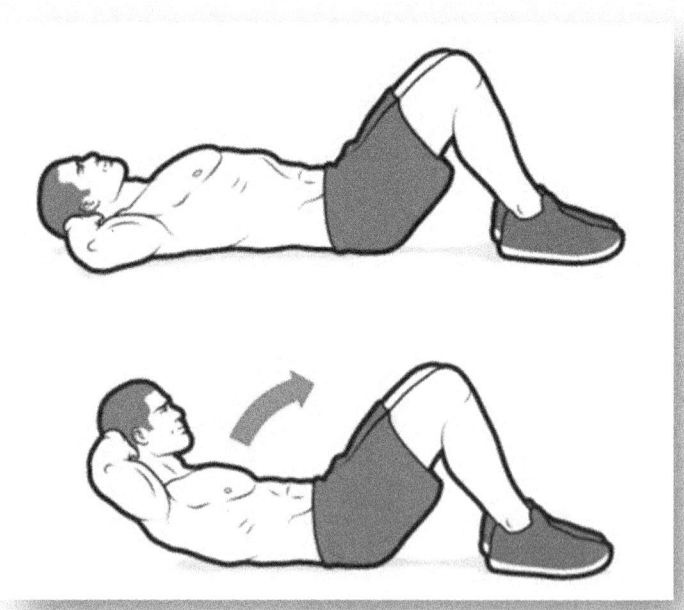

Crunch è un esercizio impressionante che rivolge soprattutto i muscoli addominali.

Istruzioni:

* Lei giù sulla schiena con le ginocchia piegate e i piedi a terra

* Riposo entrambe le mani sulla parte posteriore della vostra testa senza interlacciamento le dita per evitare il dolore al collo

* Spostare il busto verso le ginocchia senza spostare il vostro corpo più basso e tornare alla posizione di partenza

* Fare 15-20 ripetizioni o secondo il vostro livello di fitness per completare uno impostato

* 3 set completi

Scricchiolii incrociati

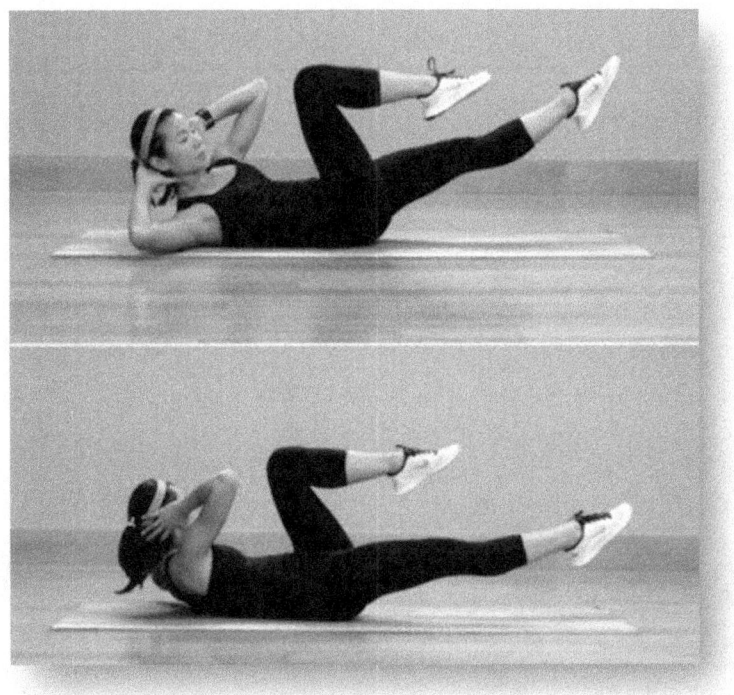

Scricchiolii incrociati è una forma avanzata di scricchiolii standard.

Istruzioni:

* Hold scricchiolii standard di posizione con i piedi sollevati da terra

* Riposo entrambe le mani dietro la testa

* Toccare il ginocchio destro al tuo gomito sinistro mentre si estende la gamba sinistra dritto e quindi spostare di nuovo il ginocchio destro

* Ora, allungare la gamba destra dritto e toccare il ginocchio sinistro per il gomito destro

* Continuamente ripetere questo esercizio per 30-40 secondi completare un set

* 3 set completi

Lato Toe toccando

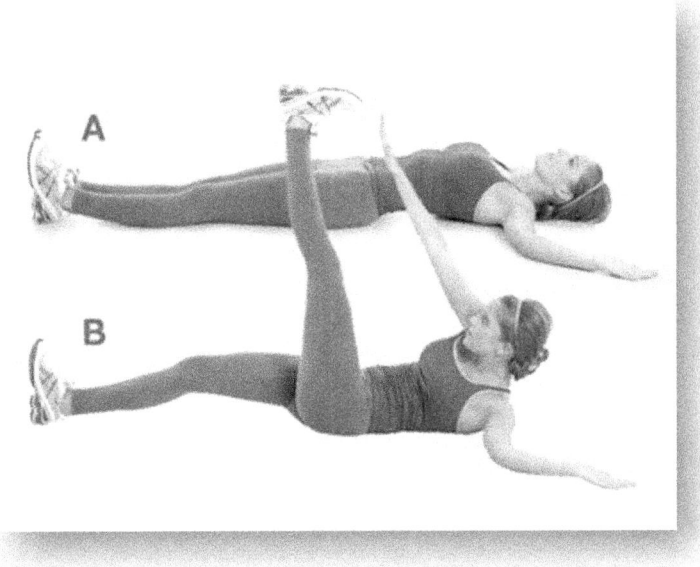

Full-Length lato punta toccare è un core stabilità e

core rafforzamento esercizio che si rivolge soprattutto

i muscoli obliqui interni ed esterni.

Istruzioni:

* Sdraiarsi sul lato destro (non completamente
Sdraiatevi sulla schiena, si trovano invece su uno dei
lati del corpo)

* Appoggiare il braccio destro a terra e piegare questo
braccio verso la pancia per bilanciare il vostro corpo
durante l'esecuzione di lato punta toccando

* Alza la mano sinistra sopra la testa in direzione
diagonale

Aumentare la tua entrambe le gambe lateralmente e la
parte superiore del corpo allo stesso tempo per
toccare le dita dei piedi con la mano sollevata
(provate a fare una "V" hold)

* Sostenere il vostro corpo intero con i fianchi
rendendo la forma di "V"

* Ora, rapidamente tornare alla posizione di partenza

e ripetere questo esercizio 15 a 20 volte

* Fare lo stesso esercizio per altro lato

Plancia standard Hold

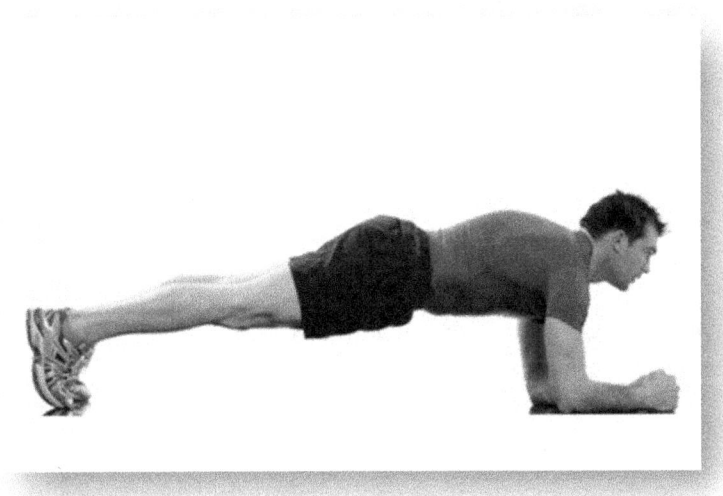

Plancia standard attesa rafforza e stalle i muscoli del

core.

Istruzioni:

* Tenere posizioni di piegamenti sulle braccia, sostenendo tutto il tuo corpo con le dita dei piedi e gli avambracci a terra

* Tenere la schiena dritta e il collo guardando orizzontalmente

* Mantenere questa posizione fino a quando è possibile

* Riposare per 10-15 secondi e ricominciare

* Ripetete questo esercizio per 3 volte

Lato della plancia Hold

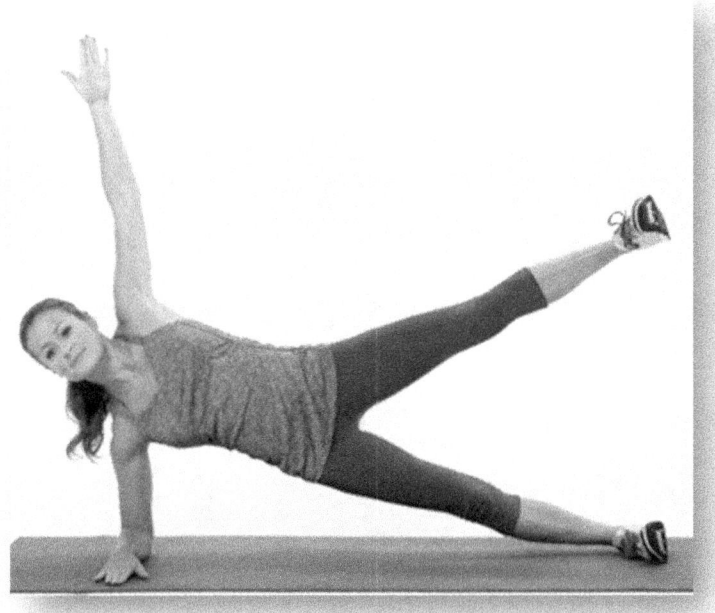

Plancia lato tenere principalmente obiettivi laterale

dei muscoli addominali.

Istruzioni:

* Aspetta aspetta plancia standard su un fondo imbottito

* Spostare il vostro corpo lateralmente mentre si solleva la tua mano destra e la gamba lateralmente

* Sostenere il vostro corpo intero sul vostro avambraccio di sinistra e il piede sinistro

* Mantenere questa posizione fino a quando si può con facilità

* Fare lo stesso esercizio per entrambe le gambe completare un set

* 2 o 3 set completi

Gamba posteriore Raise Plank

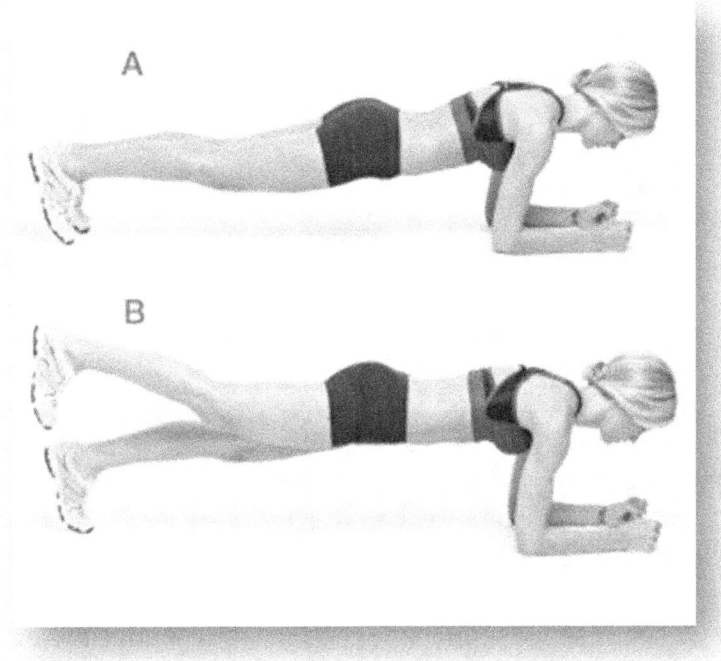

Istruzioni:

* Tenuta tenuta standard della plancia

* delicatamente sollevare la gamba destra da terra

(più in alto possibile con facilità e comodità)

* Mantenere questa posizione fino a quando è possibile

* Fare questo tenere per l'altra gamba completare un set

* Due o tre completi

Cerchi di ginocchio

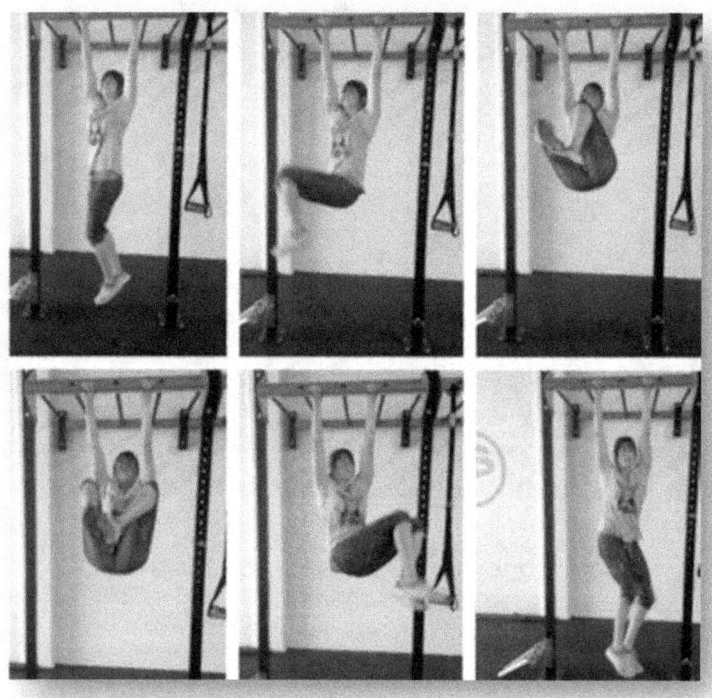

Cerchi di ginocchio è un nucleo di peso corpo rafforzamento esercizio che rivolge soprattutto addominale (ventre anteriore e laterale) i muscoli.

Istruzione:

* Afferrare una barra alta con la larghezza delle spalle mani

* Piegare entrambe le ginocchia insieme e fare un cerchio con le ginocchia ruotandoli da sinistra a destra e viceversa

* Mantenere la schiena diritta

* Spostare le ginocchia in direzione sia in senso orario e antiorario, max reps

* Riposare per 20 secondi e quindi avviare il prossimo set

* 3 set completi

Tenere premuto "L"

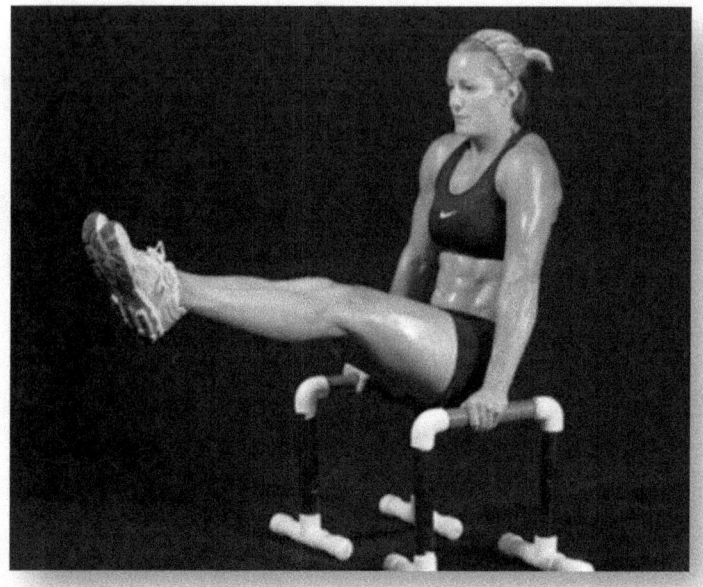

Tenere premuto "L" è un esercizio efficace core che

colpisce i muscoli del core e muscoli della parte

superiore del corpo come pure.

Istruzioni:

* Afferrare entrambi i bar di una barra parallela
mentre levandosi in piedi tra le barre

* Sollevare entrambe le gambe da terra e tenerli dritti
rendendo Angelo di 90 gradi tra le gambe sollevate e
la pancia

* Ora, sollevare delicatamente tutto il corpo dal sedile
raddrizzando le mani, mantenendo il vostro corpo in
forma di "L"

* Mantenere questa posizione fino a quando è
possibile, o secondo il vostro livello di fitness

* Ripetere questo esercizio 3-4 volte

"V" Hold

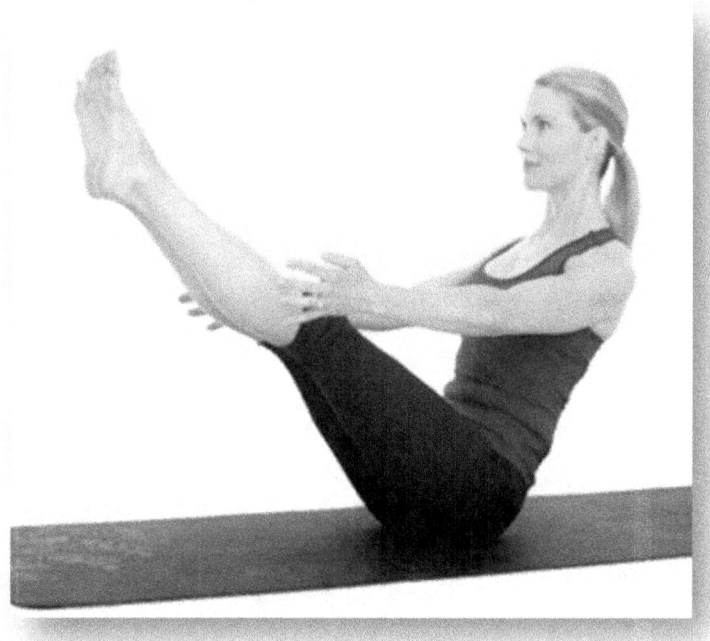

Un altro nucleo rafforzare esercizio che possa essere

eseguita senza esercitare attrezzature.

Istruzioni:

Iniziare a sdraiandovi sui fianchi a terra (terra imbottito) con piega le ginocchia e piedi a terra

* Incrocia le mani sul petto e tratto dritto entrambe le gambe in direzione diagonale al fine di rendere una forma di "V" del tuo corpo

* Sostenere il vostro corpo intero sui fianchi e mantenere la colonna vertebrale dritto tenendo questa posizione

* Tenere premuto fino a quando è possibile

* Resto per 10 secondi dopo ogni presa

* Ripetere questo esercizio tre o quattro volte

Lato a lato

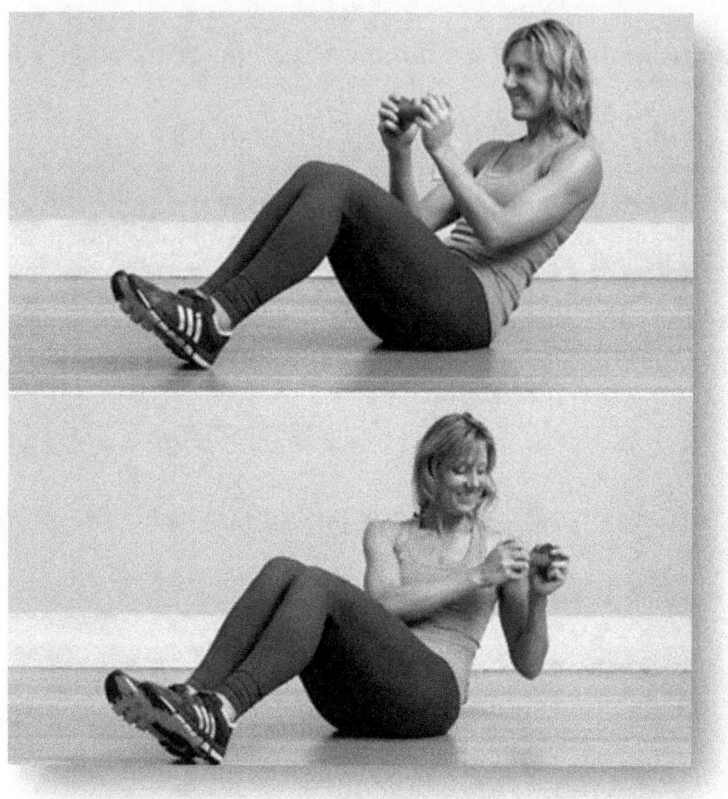

Un nucleo di rafforzare esercizio destinato

principalmente muscoli obliqui.

Istruzioni:

* Sedersi sui fianchi con le ginocchia piegate e i piedi a terra

* Fare una forma di "V" sedersi come addominali e sollevare entrambi i piedi circa 10 a 15 pollici da terra (è possibile attraversare i polpacci) pur sostenendo tutto il corpo sui fianchi

* Leggermente magra indietro mantenendo la schiena dritta al fine di evitare dolori alla schiena

* Ora, intrecci le dita di entrambe le mani e spostarli verso i lati destro e sinistro

Provare a raddrizzare le mani alle posizioni estreme di destra e sinistra

* Non muovere il petto durante l'esecuzione side-to-side

* Completare 3 set con i rappresentanti di massime

Lunghezza "L" Sit sollevare

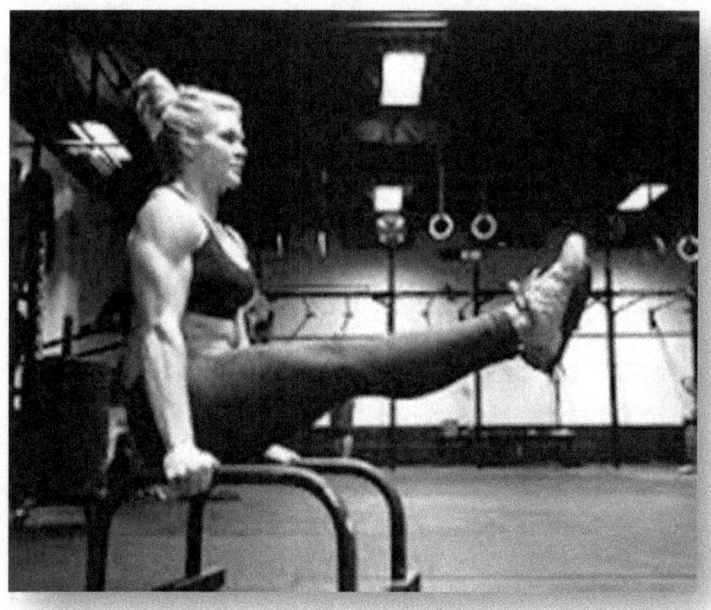

Un core rafforzamento esercizio che migliora i muscoli addominali ed esercita un po' lo sforzo sui muscoli dell'anca.

Istruzioni:

* Tenere una barra alta con entrambe le mani spalle a

pezzi

* Raddrizzare tutto il tuo corpo e sollevare le gambe

verso l'alto al fine di toccare la barra sopra la vostra

testa

* Ora, muovete delicatamente le gambe indietro alla

posizione di partenza senza piegare li

* Fare ripetizioni come molti come si può per

completare un set

* Recuperare il vigore per 10-15 secondi

* Do 3 serie

Lunghezza lato sollevare

Figura intera è un altro core rafforzamento esercizio eseguito su una barra di pull-up per migliorare i muscoli della pancia laterale o muscoli obliqui.

Istruzioni:

* Tenere la posizione di pull-up su una barra di pull-up

* Tenere il corpo dritto e delicatamente spostare entrambe le gambe verso destra (in diagonale) più in alto che si può fare senza sentire alcun dolore (provate a toccare la barra di fissaggio a terra o perpendicolare al terreno)

* In modo graduale, muovere entrambe le gambe insieme indietro alla posizione di partenza

* Ora, muovere le gambe insieme verso il lato sinistro per completare un rappresentante

* Fare 10-15 ripetizioni in ogni set

* Completa 3 t 4 set

Abbassare il corpo

Calisthenics

Aumento del vitello

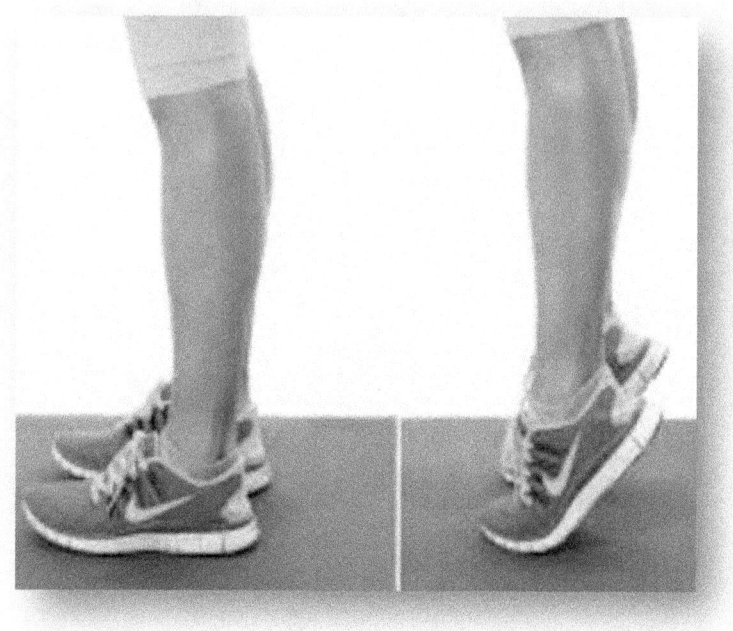

Aumento del vitello è un esercizio efficace per i muscoli del polpaccio. È praticata anche per migliorare il salto verticale in diverse discipline sportive.

Istruzioni:

* Basamento dritto su una scatola o sulle scale posizionando le dita dei piedi sul bordo di un gradino

* Appoggiare le mani sul muro o qualcos'altro per il corretto equilibrio

* Delicatamente sollevare tutto il tuo corpo le dita dei piedi più in alto possibile e poi tornare alla posizione di partenza

* Fare ripetizioni come molti come si può fare in un set

* 3 o 4 set completi

Squat

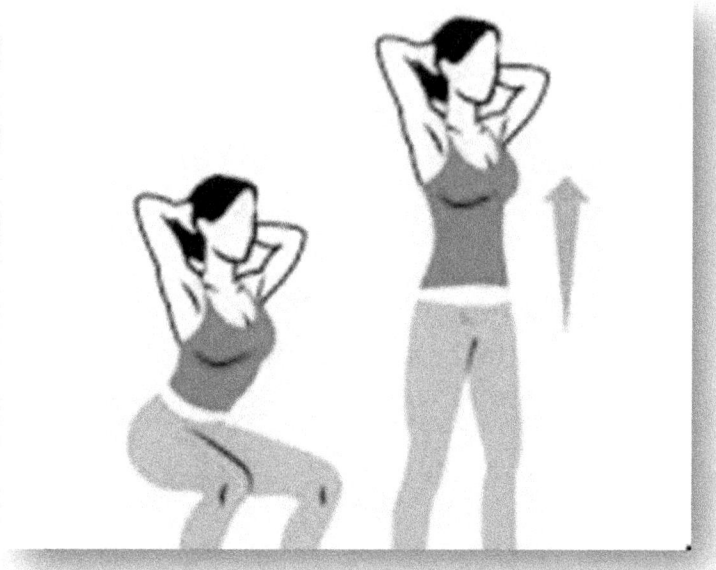

Squat è un esercizio di peso meraviglioso corpo per

bruciare calorie in eccesso e migliorare i muscoli del

corpo inferiori. Questo incredibile esercizio deve

essere aggiunto nella tua formazione di perdita peso o

warm-up routine.

Istruzioni:

* Stand dritto con i piedi un po' più ampio di quanto dovrebbe larghezza

* Riposare le mani dietro la testa

* Spostare il vostro corpo verso il basso per tenere la posizione accovacciata con tua ginocchia piegate (provate a piegare le ginocchia a 90 gradi tra i polpacci e le cosce) estendendo i fianchi in direzione indietro

* Non portate il busto in avanti o indietro per eseguire esattamente questo esercizio

* Fare ripetizioni massime in ogni set

* 3 o 4 set completi

Squat esplosivo

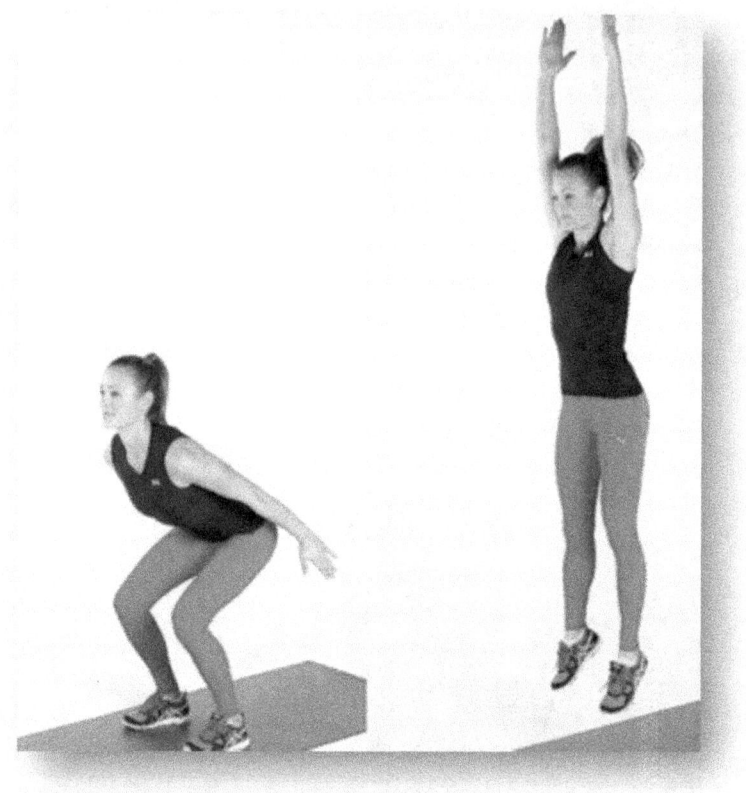

Squat esplosivo sono la forma di anticipo di squat standard. Questo esercizio esercita lo sforzo supplementare sul tuo inferiori muscoli del corpo e muscoli del core.

Istruzioni:

* Tenere dritto lungo i fianchi standard posizione
tozza con le mani

* Ora, saltare dalla posizione di piegatura e cercare di
toccare le ginocchia al petto e terreno in posizione
tozza di nuovo

* Fare ripetizioni come molti come si può fare con
facilità e resistenza in ogni set

* 3 set completi

Proiettile Squat o Squat a una gamba

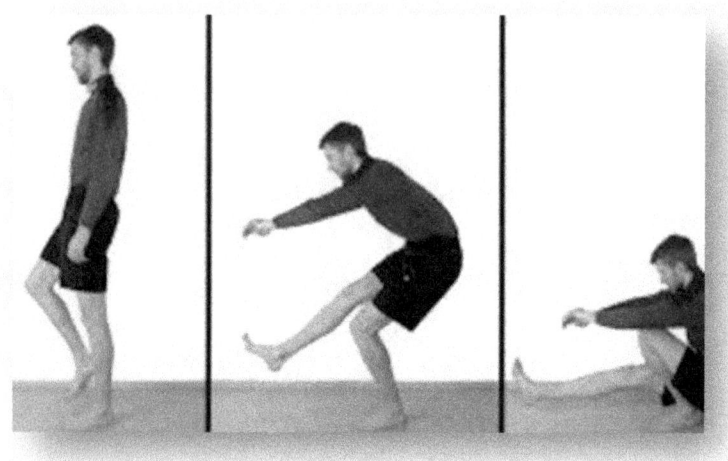

Uno squat più impegnativo esercizio rispetto allo standard e jump squat.

Istruzioni:

* Stand dritto con tua gambe alla larghezza delle spalle

* Ora, spostare verso il basso in posizione seduta mentre piegando la gamba di uno e l'altra gamba davanti a te di raddrizzamento

* Spostare indietro alla posizione di partenza e

ripetere questo esercizio secondo il vostro livello

di fitness

* Ripetere tre set

Corpo pieno

Calisthenics

Ponte stiva

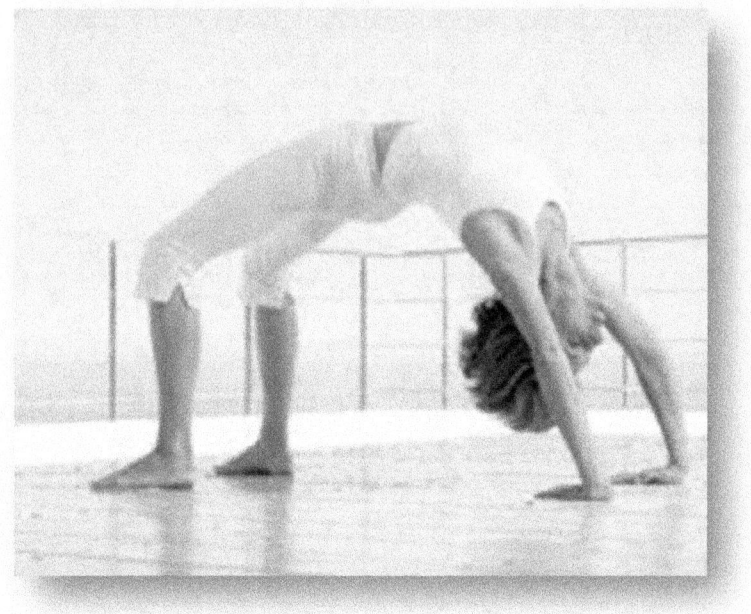

Ponte, che è un esercizio praticato in ginnastica e arti marziali per migliorare la flessibilità della parte superiore del corpo.

Istruzioni:

Iniziare a da sdraiato sulla schiena su un terreno

imbottito con le ginocchia piegate e i piedi a terra

* Riposare le mani vicino orecchie mentre di fronte le

dita di entrambe le mani verso le spalle e vostri

gomiti skywards

* Afferrare terra con mani e piedi

* Ora, sollevare il busto da terra per fare una curva o

un ponte posa mentre raddrizzare i gomiti

Provare a non a muovere mani e piedi mentre si

mantiene questa posizione

* Tenere premuto per 10-15 secondi ogni volta che

* Riposare per 5-10 secondi e poi farlo di nuovo

* Ripetere questo tenere tre volte

Ponte Pushups

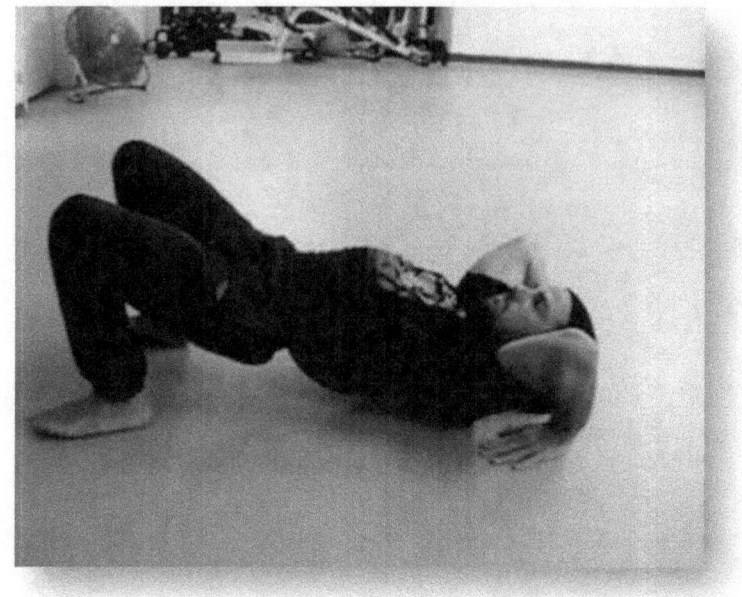

Ponte flessioni è una tecnica di anticipo del ponte

tenere che esercita tress supplementare sui muscoli

del braccio.

Istruzioni:

* Tenere posizione ponte mentre si solleva il tuo

corpo in una posizione di ponte

* Ora, spostare le spalle verso il basso mentre

piegando i gomiti (portare la testa più vicino al suolo)

senza muovere le ginocchia

* Fare flessioni come molti come si può in ogni set

* 3 set completi

Parete verticale

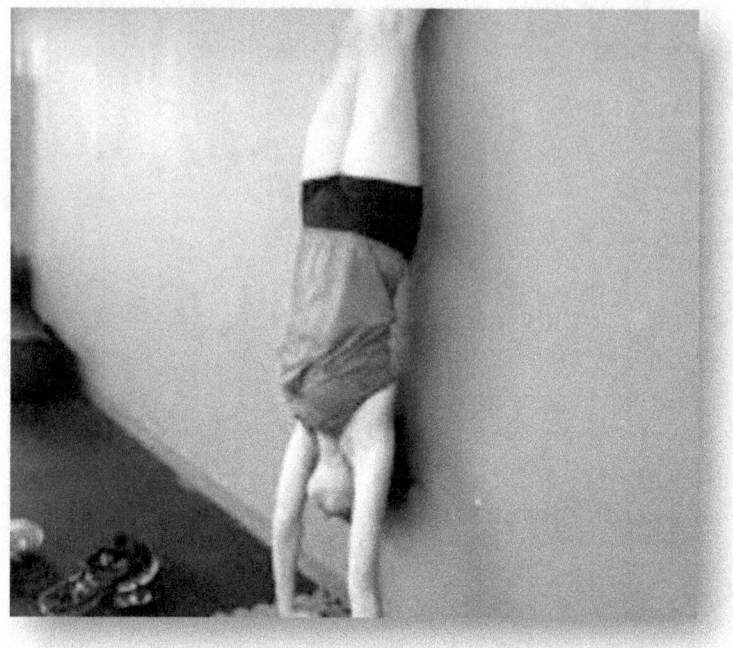

Fare la verticale è impressionare e allenamento con i pesi efficace corpo eseguita generalmente in ginnastica. Fare la verticale parete è una formazione di handstand principiante.

Istruzioni:

Iniziare a in piedi vicino ad una parete

* Tenere handstand posizione (sottosopra) con le mani a terra e i piedi appoggiati su una parete per sostenere il vostro handstand

Provare a mantenere le braccia, dorso e collo dritto mentre si mantiene questa posizione

* Tenere questa posizione finché è possibile

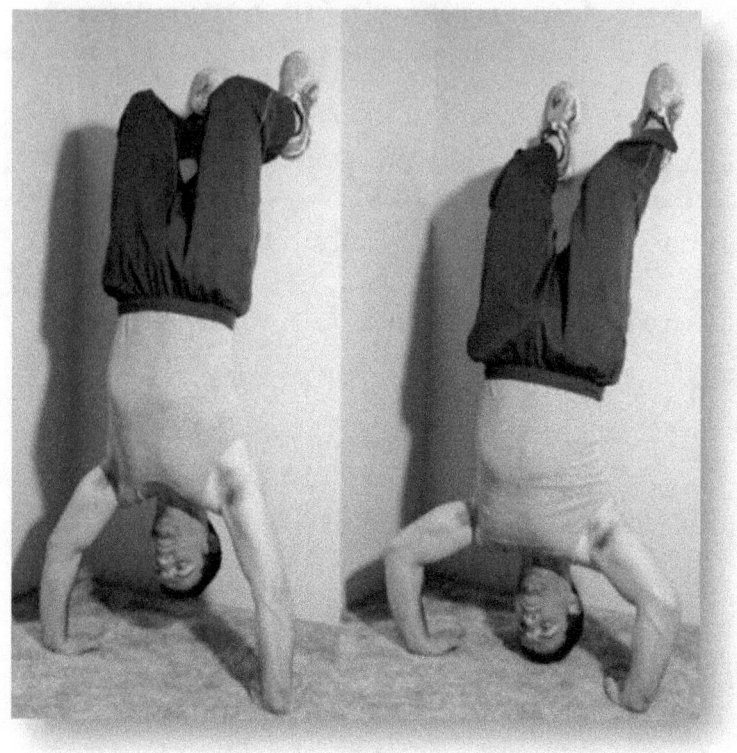

Piegamenti sulle braccia fare la verticale parete è una

tecnica di anticipo di fare la verticale parete.

Istruzioni:

* Tenere parete handstand posizione sostenendo il tuo
corpo

* Fare flessioni piegando i gomiti e mantenendo la
schiena diritta

* Supporta il tuo flessioni con i piedi appoggiati al
muro

* Do 10 a 15 flessioni o come molti come che si può
fare con facilità

Modificate Handstand Pushups

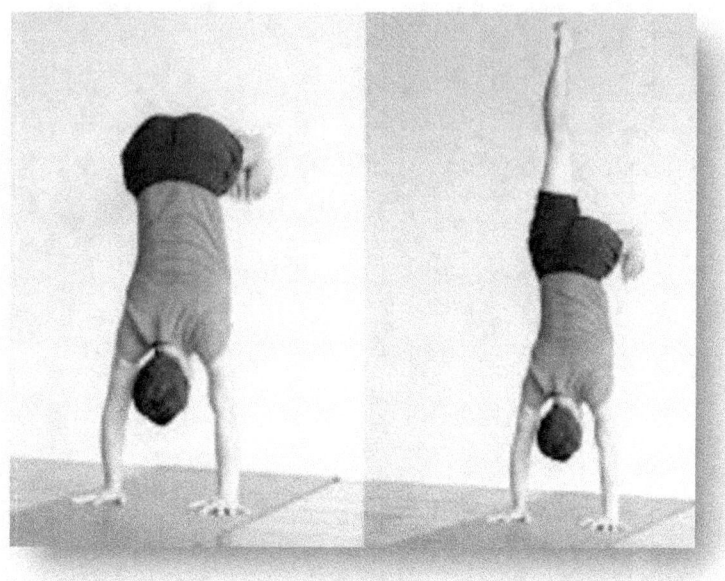

Modificate handstand pushups è una buona iniziativa

di handstand standard.

Istruzioni:

Iniziare a tenendo la posizione verticale parete con le
mani a terra e i piedi con la parete

* Piegare i fianchi, mantenendo le ginocchia e le
braccia dritto mentre facendo angolo di 90 gradi tra le
cosce e pancia

* Ora, fare 10-15 flessioni in questa posizione

* Resto per 10-15 secondi

* 3 o 4 set completi

Bar Dips

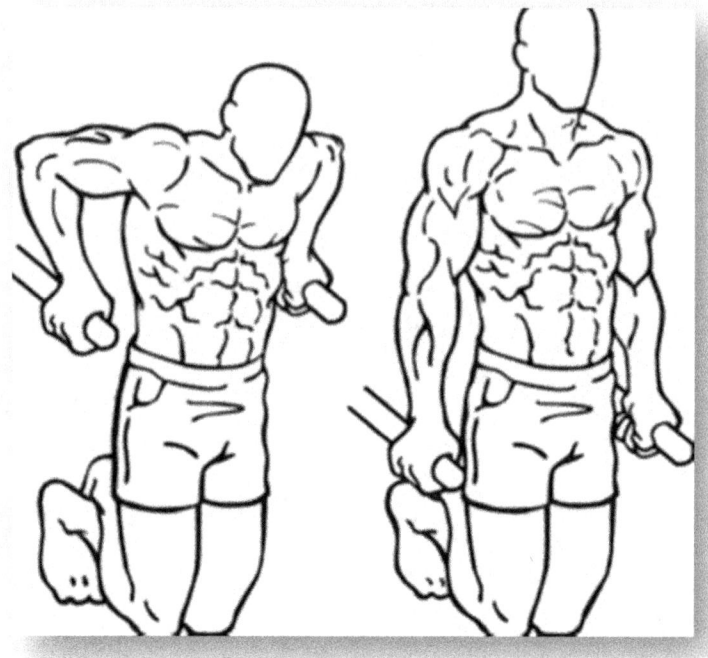

Questo esercizio di peso del corpo è una parte

essenziale della ginnastica ritmica e ginnastica che si

rivolge principalmente i muscoli del corpo superiore.

Istruzioni:

* Stand tra barre parallele e afferrare le barre con

entrambe le mani

* Sollevare il corpo da terra raddrizzando le braccia

* Piegare le ginocchia e li attraversano

* Ora, abbassare il corpo piegando le braccia ad una

distanza da dove è possibile spostare facilmente alla

posizione di partenza per la realizzazione di un

rappresentante

* Fare 12-15 ripetizioni in ogni set

* 3 o 4 set completi

"L" Hold Bar Dips

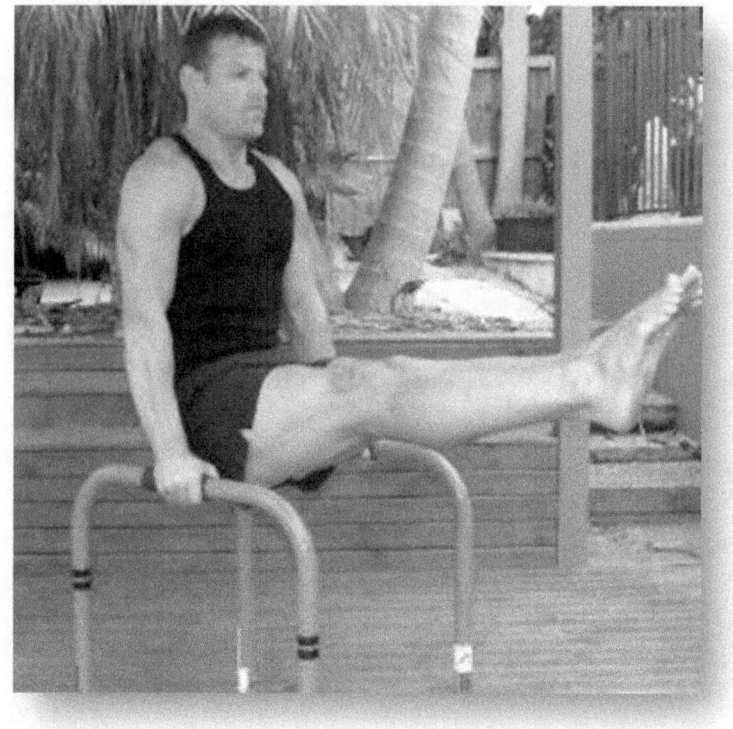

"L" tenere bar tuffi essendo una tecnica di anticipo del bar tuffi che non solo superiore obiettivi i muscoli del corpo, ma anche obiettivo muscoli addominali.

Istruzioni:

* Tenere che un bar si tuffa posizione mentre si
solleva il corpo da terra

Aumentare la vostre gambe per rendere un angolo di
90 gradi tra le gambe sollevate e addome

* Ora, abbassare e sollevare il corpo piegando e
raddrizzare le braccia rispettivamente per completare
un rappresentante

* Fare almeno 12-15 ripetizioni

* Ripetere questo esercizio 3-4 volte

High Bar altalene

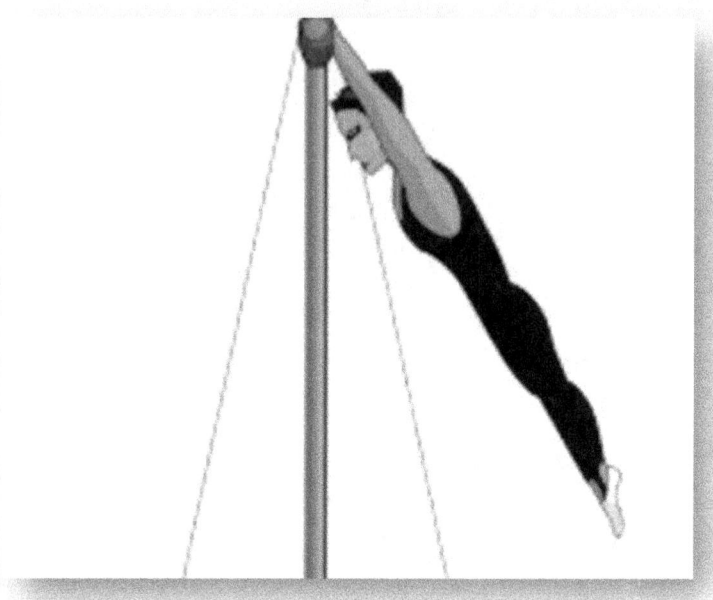

In ginnastica ed esercizi a corpo libero, tra cui stabilità

e forza superiore del corpo è la chiave al progresso.

Alta barra altalene rafforzano i muscoli della parte

superiore del corpo.

Istruzione:

* Tenere un bar alto con le mani spalla-larghezza apart

* Tenere entrambe le gambe dritto e vicino a vicenda

* Legare una corda intorno al polso e la barra per evitare di cadere mentre oscillante sulla barra

* Ora, jerk leggermente per spostare tutto il tuo corpo avanti e indietro come un altalena

Controllare la vostra movimento con l'aiuto delle tue mani

* Non piegare le braccia mentre oscillante per evitare eventuali lesioni

* Swing con le gambe per una migliore swing come un atleta

"L" rovesciata tenere Toe toccando

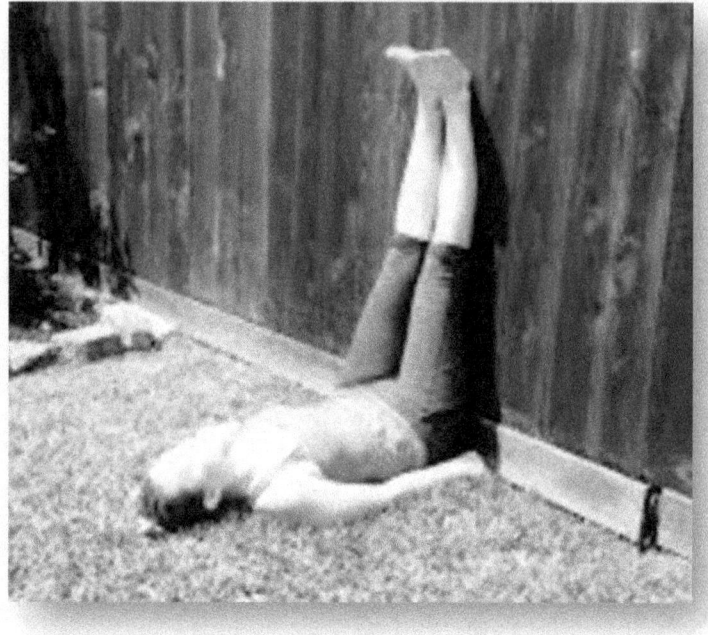

Invertito "L" toccare punta è un core rafforzamento

esercizio che gli obiettivi di muscoli addominali.

Istruzioni:

Iniziare a da sdraiati sulla schiena

* Sollevare il tuo entrambi skywards gambe al fine di rendere la forma simile ad "L"

* Ora, sollevare il busto verso l'alto a toccare le dita dei piedi con le mani, mantenendo le gambe dritto e poi tornare rapidamente alla posizione di partenza

* Completare un insieme con i rappresentanti di massime

* 3 set complete

Rana che salta

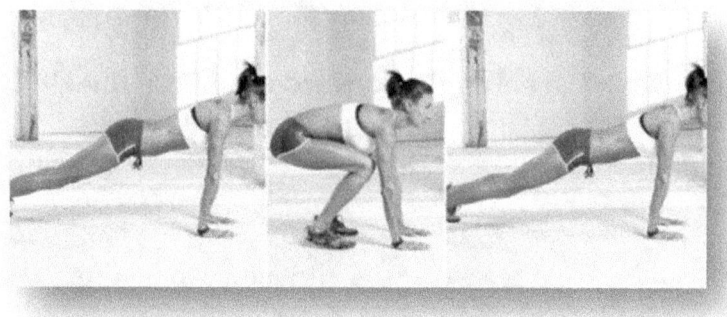

Un esercizio di peso di corpo che si rivolge

soprattutto i muscoli del corpo inferiori soprattutto le

cosce.

Istruzioni:

Iniziare a da seduto in piedi con le mani sulla schiena

* Tenere la uno mano con altro

* Ora, moderatamente iniziare a saltare e andare
avanti

* Non restare completamente mentre salto (cercare di
mantenere il vostro salto alto non più di un piede)

* Saltare 10 a 15 passi avanti in ogni set o secondo il
vostro livello di forma fisica

* 3 set completi

Rilancio di coccodrillo

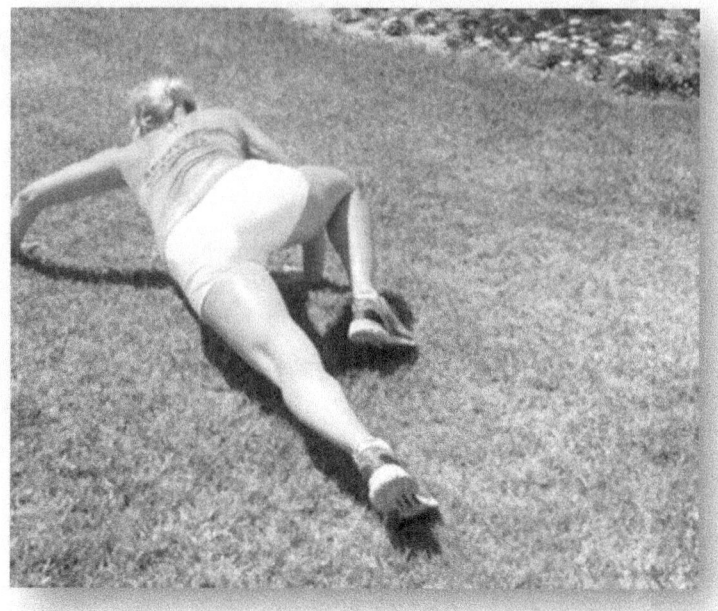

Un ottimo esercizio che non solo brucia i grassi extra

addominali, ma inoltre rinforza i muscoli del core e li

forma pure di nucleo.

Istruzioni:

* Stendersi sulla pancia con le mani vicino ai fianchi e i palmi delle mani mano sulla terra mentre di fronte le dita verso la parte superiore del corpo

* Unire entrambi i piedi e sollevare il busto senza spostare il vostro corpo più basso dalla pelvi raddrizzando le braccia (come un coccodrillo)

* Mantenere questa posizione per 10-15 secondi ogni volta che

Ripetere le tre volte

Panca coccodrillo Raise

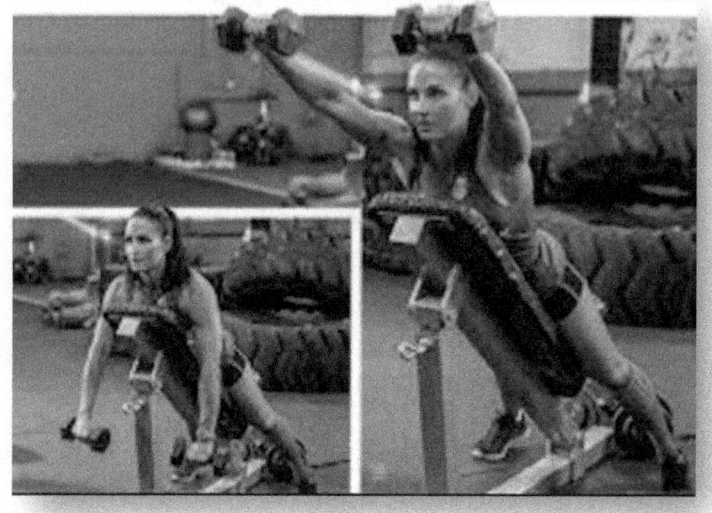

Panca coccodrillo raise è una forma di anticipo di

rilancio di coccodrillo. Questo affascinante esercizio

viene eseguito su una panchina di esercitare ulteriore

stress muscoli della schiena.

Istruzioni:

* Si trovano su una panchina sulla pancia con il vostro corpo più basso sulla panchina e parte superiore del corpo nell'aria

* Usare qualcosa per ancorare i piedi per supportare il tuo rilancio di coccodrillo (si può chiedere il vostro amico a tenere i piedi saldamente a sostenervi)

* Riposo entrambe le mani sulla schiena

* Sollevare la parte superiore del corpo allo stesso modo nel rilancio standard coccodrillo

* Mantenere questa posizione per 2 secondi e quindi tornare alla posizione di partenza per la realizzazione di un rappresentante

* Fare 8-10 ripetizioni

* Ripetere questo esercizio non più di due volte per evitare sollecitazioni collo e dolore alla schiena

* È possibile utilizzare l'iperestensione panca o una panca di seduta (panca di seduta è più impegnativo di banco di iperestensione)

Stance modificate Zu-bu

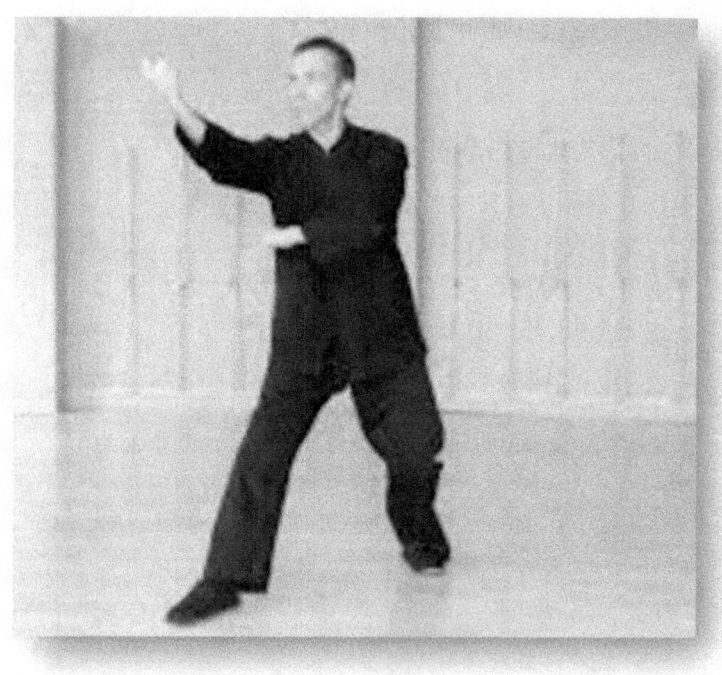

Zu-bu è una posizione popolare di arti marziali WUSHU. È noto anche come posizione vuota perché in questa posizione siamo esercitare tutto il nostro peso sulla nostra gamba posteriore e non messo alcun peso sulla gamba anteriore.

Istruzioni:

* Stand dritto con un piede avanti e l'altro piede indietro

* Piegate la gamba posteriore e punto il ginocchio verso l'esterno circa 45°, mantenendo il ginocchio anteriore dritto o leggermente piegate (anteriore raddrizzare la gamba esercita lo sforzo supplementare sui muscoli di gamba posteriore)

* Questa posizione è leggermente diversa dalla posizione di Zu-bu dove si deve piegare entrambe le gambe. In questa posizione, hai solo bisogno di raddrizzare la gamba anteriore per esercitare ulteriore stress sulla gamba posteriore

* Mantenere questa posizione per 2 o 3 secondi e tornare alla posizione eretta e poi di nuovo tenere Zu-bu statica a completare un rappresentante

* Fare la stessa cosa per l'altra gamba

* Fare 10-15 ripetizioni per ogni gamba

Entrambe le gambe di lato

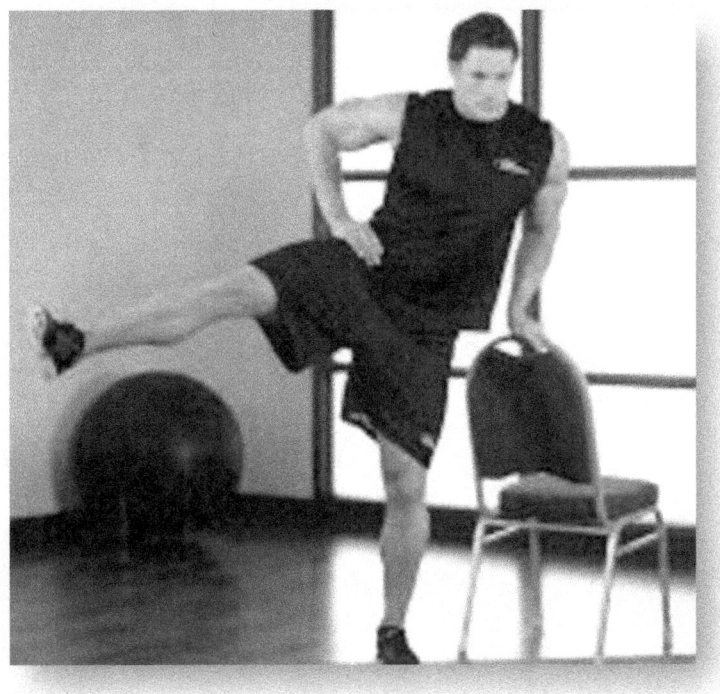

Lato di entrambe le gambe è un esercizio efficace di esercizi a corpo libero e flessibilità che gli obiettivi gluteo medio gluteo minimus e tensore fascia lata.

Istruzioni:

Iniziare a in piedi vicino a un palo o una sedia per il supporto

* Appoggiare i piedi a poco maggiore la larghezza della spalla

* Ora, moderatamente alzare una gamba lateralmente più in alto si può con facilità mantenendo l'altra gamba dritta e quindi tornare alla posizione di partenza per la realizzazione di un rappresentante

* Fare 12-15 ripetizioni per ogni gamba

Gamba posteriore Raise

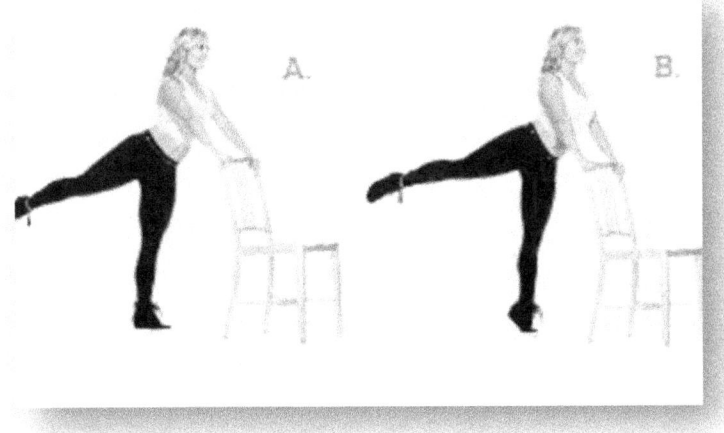

Sollevamento delle gambe schiena muscoli lombari

obiettivi tra cui fianchi, cosce e muscoli addominali.

Istruzioni:

* Stand dritto con la tua faccia verso il muro o il palo che avete intenzione di utilizzare come supporto

* Riposo entrambe le mani alla parete o afferrare saldamente il Polo mantenendo il petto verso il Polo

* Passo tuo una gamba leggermente in avanti rispetto l'altro

* Ora, riposarsi in modo moderato alto come facilmente possibile, mantenere la testa e le spalle si estendono verso l'esterno

* prova il vostro meglio per spostare il vostro calcio indietro lentamente di te calci fino

* fare 12-15 ripetizioni ogni volta per entrambe le gambe

* Ripetere questo esercizio 3 volte o più se avete extra

o sgradevole grasso sui fianchi

Gamba anteriore Raise

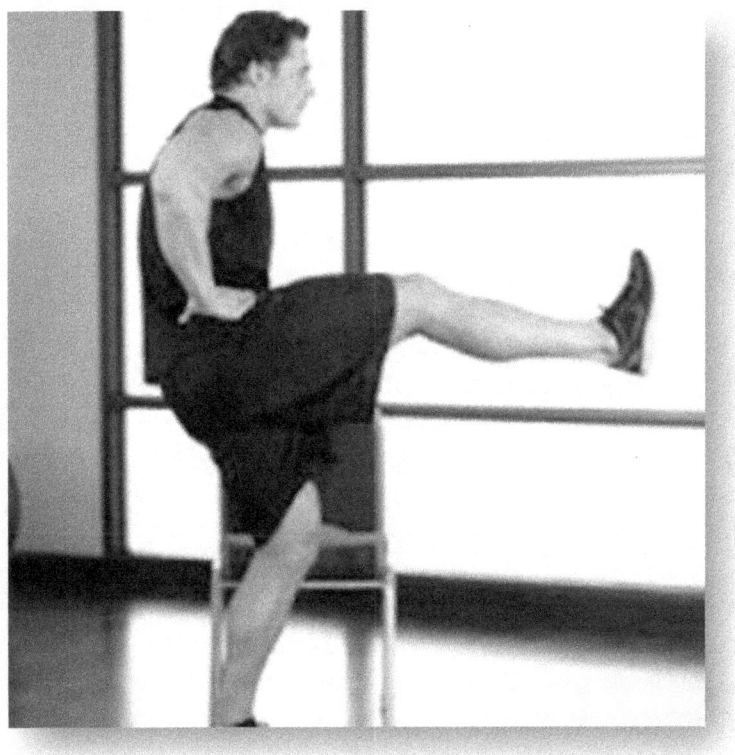

Gamba anteriore raise è un peso corporeo o esercizio

di ginnastica ritmica che si rivolge soprattutto i

muscoli del corpo inferiori anteriore i muscoli della

coscia e muscoli addominali.

Istruzioni:

* Stand dritto appoggiando la parte superiore e inferiore indietro con il Polo o, un muro o qualcos'altro

Provare a virare tutto il tuo corpo sul palo tra schiena e gambe

* Tenere il bastoncino con entrambe le mani sopra la testa per sostenere il vostro movimento

* Ora, alzare una gamba più in alto possibile senza lo spostamento e l'altra gamba di piegamento

* Fare 10-15 ripetizioni per ogni gamba

* Ripetere questo esercizio 3 volte per ciascuna gamba

Bandiera di drago

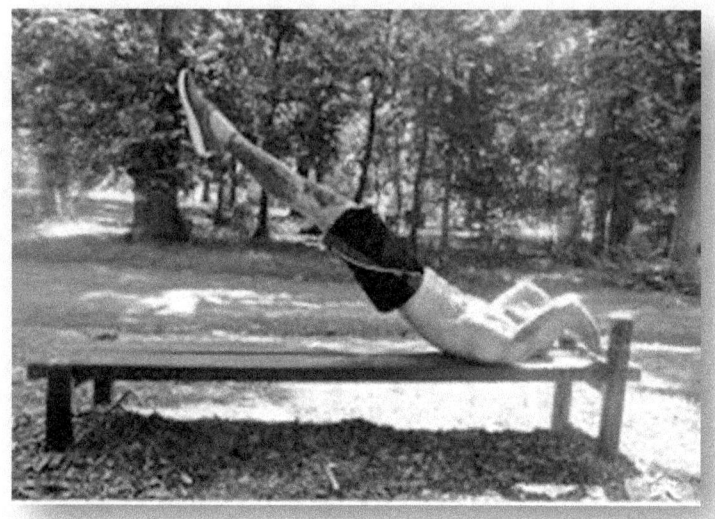

Bandiera di Dragon è un esercizio di nucleo di

anticipo che è anche conosciuto come nucleo più duro

ed esercizio di peso del corpo.

Istruzioni:

* Lei giù sulla schiena su una panca con qualcosa di fisso per afferrare saldamente (sopra la testa)

* Presa della posizione (fix) con le mani poco più ampia di spalle per un migliore equilibrio e guidare entrambe le gambe a dritto (senza piegare le ginocchia)

Aumentare la le gambe più in alto possibile e cercare di raccogliere tutto il tuo corpo in su con le gambe, eccetto per la parte superiore della schiena e quindi tornare alla posizione di partenza

* Fare ripetizioni come molti come si può

* Ripetere questo esercizio 3 volte o meno

* Non piegare il tuo girovita per eseguire

correttamente questo esercizio

Capitolo 5

Completamento per salute

e Fitness

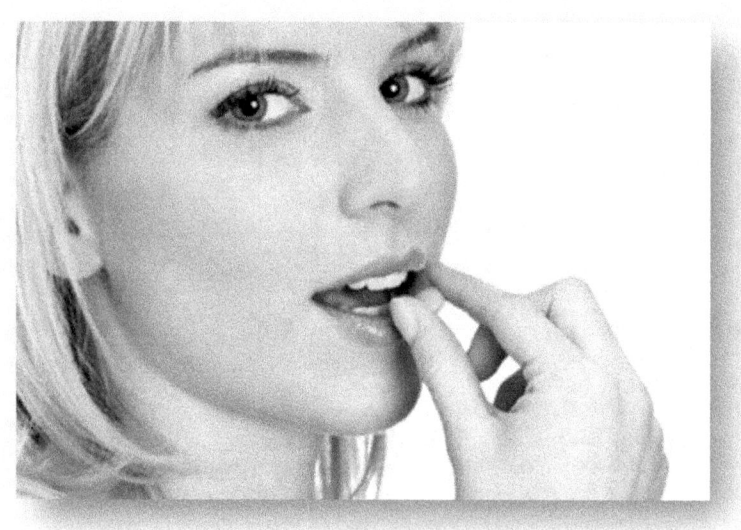

siete seriamente di trasformare il vostro corpo, si ha
realmente bisogno di allenarsi e mangiare in modo
corretto per sviluppare nuovo magra massa
muscolare mentre sbarazzarsi di grasso indesiderato.
Ma duro allenamento può diminuire il vostro corpo
di minerali, vitamine e altre sostanze necessarie per il
guadagno muscolare e bruciare i grassi. Nonostante la
dieta migliore possibile, di solito è estremamente
difficile avere tutti questi elementi essenziali, e cioè
dove supplementi venire.

**Pertanto, qui sono i migliori integratori che vale la
pena il vostro denaro.**

Olio di pesce

Olio di pesce ha dimostrato di migliorare il sistema immunitario e le prestazioni del cervello, proteggere contro la degradazione muscolare, Spinta congiunta recupero e anche promuovere la combustione dei grassi. Il corpo umano può produrre parecchie vitamine, sostanze nutrienti naturalmente, olio di pesce è una cosa che non siamo in grado di rendere naturalmente e, di conseguenza, si ha realmente bisogno integrare per consegnare il vostro corpo con quello che ti serve.

Vitamina D

Se non andate abbastanza luce solare diretta (preferibilmente per almeno 20 minuti ogni giorno tra le ore 10 a 14 quando i raggi del sole sono più efficaci) rischiano di finire con la carenza di vitamina D. Ciò solleva la possibilità dell'obesità, stimola una diminuzione nel muscolo massa e ti rende più sensibile a un sacco di condizioni di salute. Secondo una ricerca, gli uomini con sufficiente vitamina D hanno livelli di testosterone migliori, la composizione corporea più magra, una maggiore percentuale di massa magra e meglio benessere globale rispetto a quelli con inadeguata della vitamina d.

Proteina del siero

È possibile ottenere una buona quantità di proteine nella dieta, ma di proteine in polvere ha altri benefici: è maneggevole e solitamente più basso in calorie che un pasto intero ad alta percentuale proteica. Proteina del siero senza dubbio offrire alcuni altri vantaggi distintivi; è pieno di aminoacidi mai cruciale catena ramificata (BCAA), che può giocare un ruolo vitale nello sviluppo muscolare, recupero muscolare, e hai un ideale, per il pasto vanno che vuole un minuto per preparare.

Probiotici

Tutti noi mangiare un sacco di cibo al giorno;

Tuttavia, abbiamo davvero prestare attenzione alla

nostra digestione. I batteri sani dell'intestino svolgono

un ruolo vitale nella salute generale, sistema digestivo

e processo di immunità. In particolare, i probiotici

possono aiutare ringiovanire e nutrire la nostra

offerta interna di batteri benefici. Inoltre, questo si

tradurrà in meno gas, mal di stomaco e l'irritazione.

Ci sono in realtà incredibile numero di gamme

differenti di batteri nelle nostre viscere. I probiotici

aiutano a mantenere un sano ecosistema di GI e

tenere tutto in equilibrio.

Creatina

Questo tipo di artificiale di una fonte di energia generata naturalmente nel corpo è memorizzato nei muscoli da utilizzare durante l'allenamento. Inoltre, si è dimostrato di funzionare! Parecchi studi dimostrano che la creatina aiuta velocità restauro e lo sviluppo della massa muscolare magra dopo una sessione di allenamento. Creatina porta anche più acqua nelle cellule di muscolo, l'aggiunta di un tratto sulla cella che aumenterà la crescita di lunga durata. Ultimamente, la creatina viene identificata per aumentare i livelli di insulina, come fattore di crescita nei muscoli, che è importante per la crescita rivitalizzante.

Tè verde

Una cosa che molte persone non sanno è che il tè verde combatte il grasso. Studi scientifici hanno dimostrato che gli animali che sono dato Estratto di ottenere meno peso e tettoia più grasso di animali che sono dato un placebo, e se è adatto per gli animali è adatto a noi pure. Gli esperti raccomandano preferibilmente quasi otto bicchieri al giorno che è difficile da seguire per molte persone, quindi andare per il modo più semplice e solo prendere un supplemento.

Multivitaminici

Potrebbero non essere i più essenziali supplementi là fuori, ma sono ancora tra i più vitali, in particolare per tutti coloro che non mangiano frutta e verdura sufficiente. Se si tenta di scegliere integratori multi-vitaminici che sono diretti proprio, senza il ferro supplementare poiché quantità extra di questo minerale causano la malattia di cuore. È possibile trovare normalmente solo un tablet che ha il 100% del vostro fabbisogno giornaliero, fornendo come molte vitamine e minerali come possibile.

Magnesio

Avendo una quantità sufficiente di magnesio aiuta a massima delle prestazioni complessive, poiché il corpo è meglio in grado di utilizzare energia e svolgere le contrazioni muscolari. Studio dimostra un'integrazione con magnesio aumenta la produzione di globuli rossi, rende zinco più accessibili per aiutare nella produzione di energia e le contrazioni muscolari e favorisce l'eliminazione dei prodotti di scarto prodotta da uno sforzo intenso, rendendo possibile per voi recuperare più velocemente.

Zinco

Lo zinco è essenziale perché è un minerale presente in ogni tessuto del corpo. Esso è un antiossidante molto efficace, incoraggiando per proteggere contro il cancro e di solito è direttamente associato con il mantenimento dei livelli di ormone, che è necessario per lo sviluppo muscolare e perdita di grasso. Lo zinco svolge un ruolo importante nella sintesi proteica e una quantità sufficiente attiva una versione più potente dei tre ormoni anabolizzanti più essenziali: l'ormone della crescita, testosterone e insulina. Senza una quantità sufficiente di questi ormoni, si potrà perdere su sviluppo muscolare e la forza del vostro duro lavoro in palestra.

Finitura

Grazie ancora per il download di questo libro!

Spero che questo libro è stato in grado

di aiutarvi a migliorare la vostra salute e fisico.

Il passaggio successivo consiste nell'applicare quello che imparato e prendere la massiccia quantità di azione.

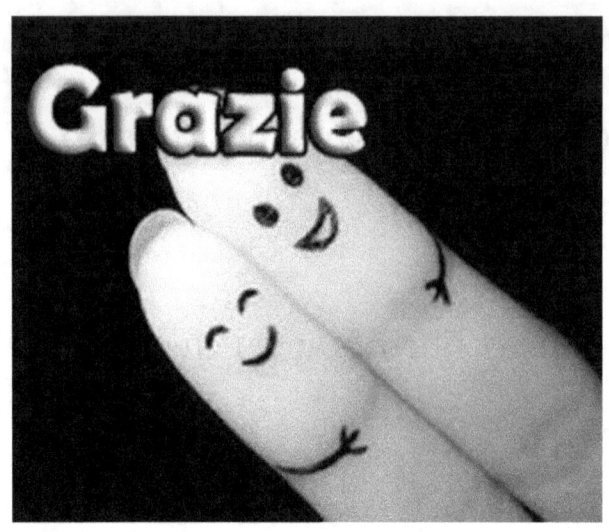

Infine, se ti è piaciuto questo libro, quindi vorrei chiederti un favore, saresti gentile abbastanza per lasciare una recensione per questo libro su Amazon? Sarebbe molto apprezzato!

Grazie e buona fortuna!

CLICCA QUI PER LASCIARE

UNA RECENSIONE

Mostra più libri da

ARNOLD YATES

Bodybuilding: Come facilmente costruire muscoli e mantenere permanentemente massa: 10 X i risultati e costruire il fisico che si desidera.

Dieta Atkins: Perdere peso e sentirsi grande, contiene consigli e ricette

Alta pressione sanguigna: 40 alimenti che saranno naturalmente

Abbassare la pressione sanguigna

Mi si accende il tuo data immagine ad un prodotto di qualità elevata.

Guardate voi stessi
Un bonus speciale per voi
l'acquisto il mio libro.
Tempo limitato offerta!
Clicca qui per inviarmi la vostra immagine!

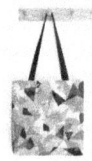 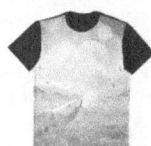 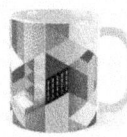 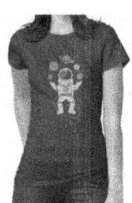

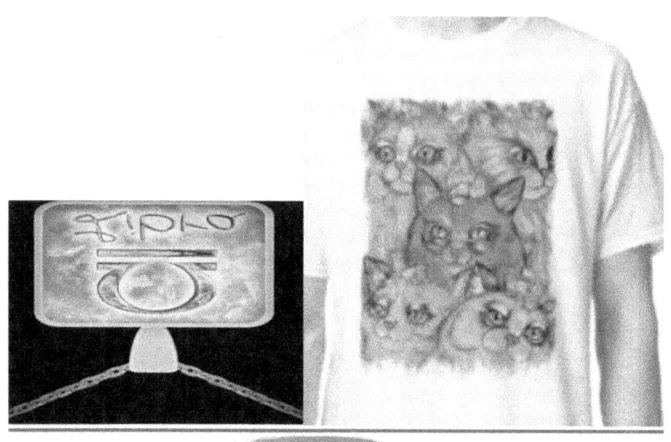

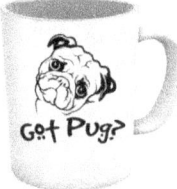

www.ingramcontent.com/pod-product-compliance
Lightning Source LLC
Chambersburg PA
CBHW070147290526
45789CB00002B/662

*9 7 8 1 5 3 9 1 9 7 1 4 0 *